心身を浄化し、
幸せを引き寄せる

音瞑想CDブック

フォレスト出版

村山友美
声分析士、経営学博士
サウンドヴォイス・セラピスト

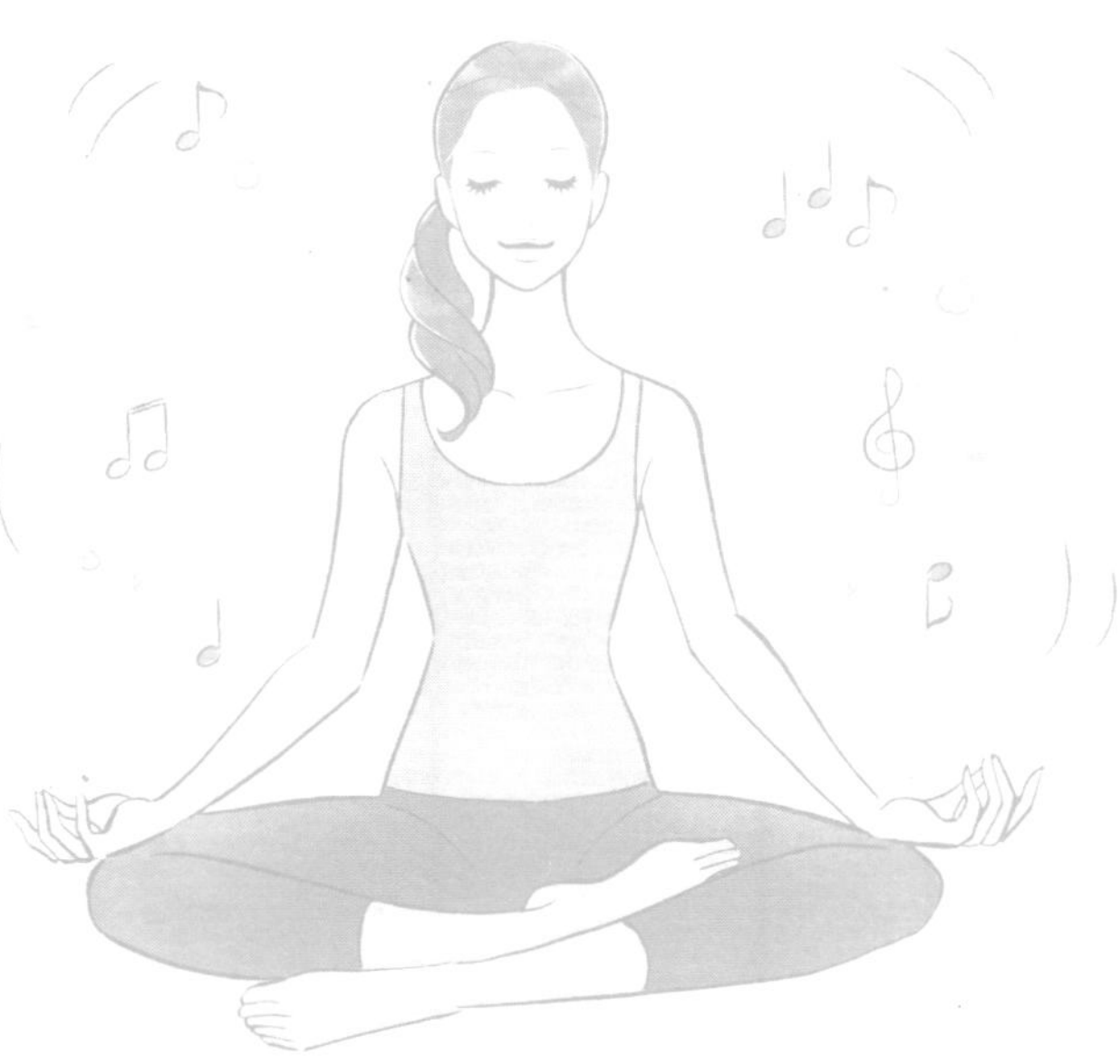

本書CDブックの使い方

本書『心身を浄化し、幸せを引き寄せる音瞑想《おとめいそう》CDブック』は、付属のCDを聴きながら瞑想を行っていただくものです。まずは最初から読んでいただき、あなたが興味のある瞑想に取り組んでみてください。

一部の曲は、CDの中で瞑想を誘導するナレーションが入っています。その声に従って、リラックスしながら瞑想をしてみてください。

誘導が入っていない瞑想では、各項目にやり方が書かれていますので、まずはやり方を一読したあと、瞑想を行ってみましょう。

もしも自分に合わない音だなと感じたり、体調がすぐれないと感じたら、聴くのをやめるか、違う曲で行ってください。また、車の運転中は危険ですので、運転中は聴かないようにしてください。

それでは音瞑想を習慣にして、楽しみながら、続けていただけると嬉しいです。

音瞑想を体験した人の声

楽しく
瞑想が
できた

心の
大掃除が
できました

波動が
上がった

よく
眠れるように
なりました

感情が
乱れなく
なった

瞑想をしただけで
涙が出ました

ストレスが
なくなった

幸福感を
感じた

心が
静まる感覚を
覚えました

集中力が
高まってきた

人間関係が
良く
なりました

身体が熱く
なってきました

簡単に
瞑想が
できるように
なった

頭が
スッキリしました

気持ち
よくなって
心がラクに
なりました

毎日が
充実しています

疲れにくく
なった
気がします

音のすごさを
体感しました

こんな瞑想は
はじめて
でした！

はじめに

音と声を使って瞑想するだけですべてが手に入る魔法の瞑想

マインドフルネス×音のエネルギー×瞑想

「集中力が散漫になってしまう……」
「心が疲れてしまった……」
「すぐに怒ってしまう……」
「自分の感情をコントロールできない……」

などということはありませんか。

私がいつもオススメするのが、音と声を使った瞑想の「音瞑想」という方法です。

瞑想というと、どんなイメージをされるでしょうか。

「ヨガ？」

「お寺で座禅を組むやつ？」

「怪しい感じ？」

そう思った方もいるかもしれませんね。

しかし、今や瞑想は、現代人が取り組みやすいマインドフルネスと呼ばれる瞑想もあり、機能的で、**科学的な効果も立証されている自分をコントロールする技術**です。

たとえば、GoogleやAppleなどの世界的企業でも研修に取り入れられ、一流のビジネスパーソンやトップアスリート、ハリウッドセレブなども、日常生活に取り入れています。

- **集中力や生産性が高まる**
- **記憶力が高まる**

- 発想力や創造力が高まる
- 感情のコントロール力が高まる
- 共感力が高まる
- ストレスや心身の疲労が軽くなる

などの効果があるといわれています。

瞑想が注目を集める一方で、実際は難しいと感じる人も多いかもしれません。瞑想自体はシンプルであるにもかかわらず、効果を得るためには正しいやり方を知るだけでなく、実際にアドバイスやプロの指導が必要なようにも感じられます。

私が本書でご紹介するのは、「音瞑想」です。

通常の瞑想に比べて、数倍から数十倍簡単で、より深く効果的な瞑想モードをつくることができます。それだけでなく、自分の声や特殊な音のバイブレーションによって、心と身体《からだ》だけでなく、あなたのエネルギーそのものを瞬時に変えてしまうことができるものです。

音×瞑想こそがすべてを変えられる

私は、サウンドヴォイスセラピストとして、音や声を使ってエネルギー状態を書き換えたり、心地よい中で変化変容へ導くヒーリングをさせていただいています。

私が長い間、音楽療法、音叉《おんさ》療法、脳科学、音楽心理学、アーユルヴェーダ、東洋医学、アロマセラピー、ホロスコープ、波動医学などを統合し、心身に届く音や声の研究をし、ようやく開発したのがサウンドヴォイスヒーリングです。

この**サウンドヴォイスヒーリングを活用した瞑想法が「音瞑想」**になります。

音瞑想では、通常の瞑想に加えて、特定の周波数の音と自分の声を使って瞑想を行います。自分の声も含めた「音」を活用することによって、通常の瞑想では得られない効果を得ることができます。

たとえば、

・音を使うことで、より深く、短い時間で瞑想モードに入ることができる
・音を使うことで、身体、精神、空間を浄化できる
・音を使うことで、思考を99％ストップさせ、脳疲労をリセットできる
・音を使うことで、無意識や感情の状態を簡単に書き換えられる
・音を使うことで、肉体以外のエネルギー体にも影響を与える
・音を使うことで、心身をリラックスさせる
・音を使うことで、簡単に脳波を調整できる
・音を使うことで、浄化効果、引き寄せ効果などが期待できる
・音が細胞レベルに浸透し、ストレスや疲労から回復させる

などの効果があります。

さらにいってしまえば、普通の瞑想以上に簡単で、瞑想以上の効果が得られるのです。

「これまで何をしても変われなかった」「瞑想もうまくいかなかった」という方にこそ、音瞑想に取り組んでいただきたいと思っています。

本書の付属のＣＤを聴きながら瞑想していただくだけで、その効果を実感していただけるはずです。

本書の解説を読んでいただき、瞑想に取り組んでみてください。

この本とＣＤがあなたの人生を輝かしいものにする一助となれば、著者としてこれほど嬉しいことはありません。

村山友美

目次

第1章

音×瞑想で、心身とエネルギーが整う

第2章

効果を最大化する音瞑想の準備

第3章

音瞑想のやり方

第4章

声瞑想のやり方

プロデュース・編集協力／鹿野哲平
イラスト／スギザキメグミ
ブックデザイン／小口翔平＋山之口正和＋三森健太（tobufune）
DTP／野中賢（システムタンク）

第1章

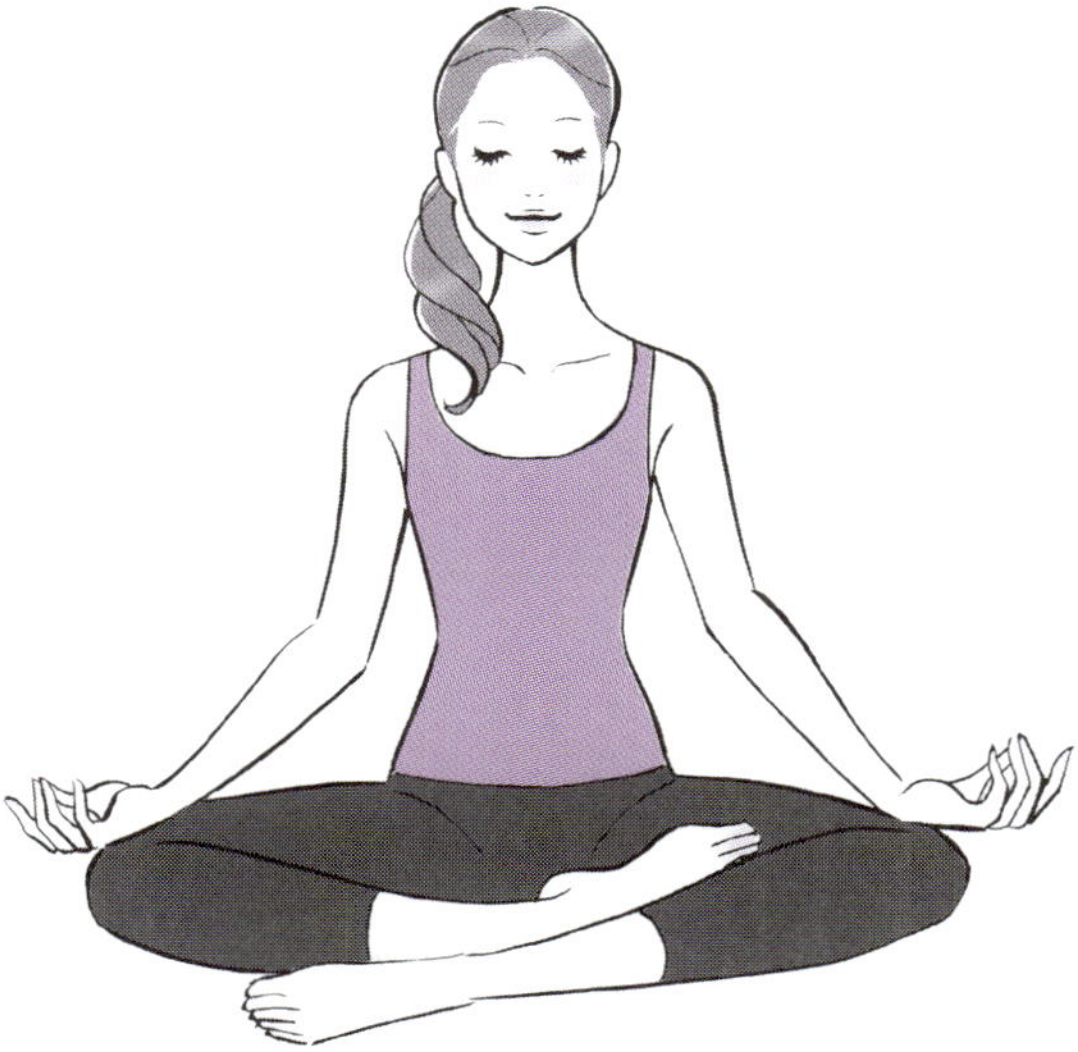

音×瞑想で、心身とエネルギーが整う

「音瞑想」とは？

普通の瞑想と何が違うのか？

音瞑想とは、文字通り、音を使って瞑想する方法のことです。

ここで私の言う「音」には、声も含まれています。声も私たちの体という楽器が奏でる至高の音なのです。そして、特有の周波数を使用した音楽なども含め、本書では音瞑想と言わせていただきます。

普通の瞑想と音瞑想は何が違うのか、と思われたかもしれません。

通常の瞑想だけでも、様々な効果があるといわれています。集中力を高めたり、発想力や創造力を高めたり、共感力を高めたり、脳疲労や不安感を取り除いたりする効果が得られます。

一方、音瞑想は、特定の音や自らの声を使うことで、通常の瞑想に加えて、それ以上の効果を発揮してくれるのです。音瞑想の主な特徴は次の通りです。

・一瞬で瞑想モードをつくり出す
・「1つに集中すること」が簡単
・脳疲労を解消する
・邪気を解放する
・無意識レベルで心の情報を書き換える
・3つのエネルギー体に影響を与える
・複数の人と行うとよりパワフル
・時間、お金、人間関係が整う
・真のヒーリングが起こる
・本来の自分、自分の本質的パワーを取り戻せる

などが挙げられます。もちろんこれらは、通常の瞑想では手に入れられないもの、手に入れるのがなかなか難しいものばかりです。

音瞑想は通常の瞑想を数倍効果的にし、かつ楽しく簡単に行えるものなのです。

それではここから音瞑想の特徴に挙げた10個を1つずつ見てきましょう。

音のパワーが、瞑想モードをつくり出す

より瞑想が深く、簡単になる

音瞑想には、様々な利点と効果があります。

まず、**普通の瞑想以上に、瞑想モードに入りやすい**という利点があります。

普通の瞑想を始めてみると、どうしても集中が途切れてしまったり、雑念が浮かんできたりすることで、難しいと感じる方も多いかと思います。そのことに悩み、瞑想をやめてしまった経験がある方もいるでしょう。

音瞑想は、時間感覚を忘れてしまうほどの集中力と心地よさが生まれます。瞑想状態に驚くほど簡単に没入できてしまうのです。

実際、私の行っている音と声の瞑想会では、皆様が口をそろえて、

「えっ⁉　もう1時間半たったの⁉　あっという間ですね！」

とおっしゃいます。

それほど**瞑想に没頭しやすくしてくれるのが音の素晴らしさ**なのです。

これは、音を使った誘導により、瞑想モードに入りやすく、集中力も想像以上に持続されるからです。

カナダのウェスタンオンタリオ大学のRuby Nadler博士たちの研究によって、音楽と映像を組み合わせることで集中力が高まると実証されています。

心を落ち着かせられるような音楽は、気持ちを沈静化させ、瞑想モードをつくり出し、集中力を高めてくれます。瞑想に取り組むために、音は大きな助けとなってくれるのです。

また、**音楽を聴くことで、感覚を司る右脳が活性化**します。右脳が活性化することで雑念が浮かびにくくなる効果もあります。

近年では、音楽家でもあるAnita Collins博士により、音楽を聴くことで広範囲にわたり火花が散るように脳全体が活性化することが実証されています。

脳の様々な神経や領域が反応するからこそ、私のオススメする音瞑想が絶大な効果を発揮するのです。

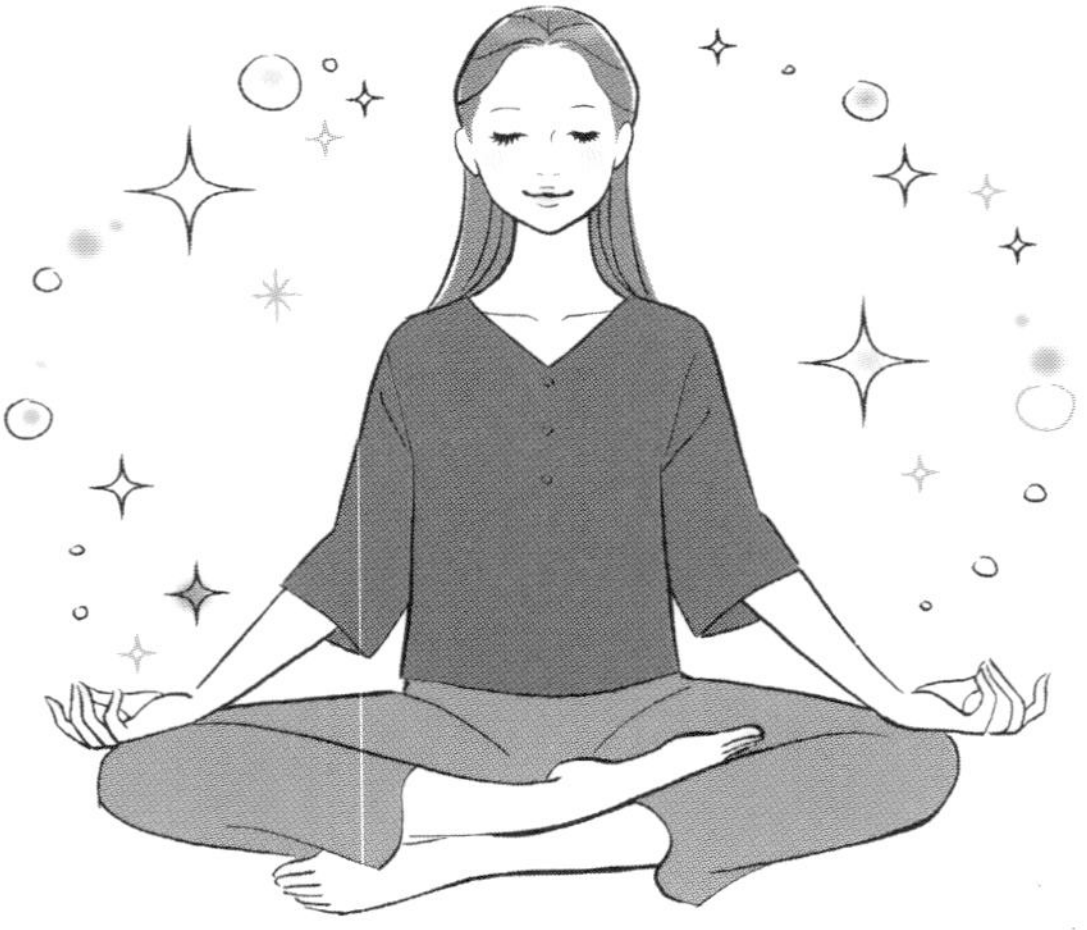

音が深い瞑想モードをつくる

音瞑想なら、「1つに集中すること」が簡単

音を使うことでより集中力が高まる

私の考える瞑想の定義は、「今」この瞬間を味わうこと・感じること・意識することであり、そして「1つに集中」することです。

あなたも普段の仕事や生活の中で瞑想状態になっているときがあるはずです。

「何かに没頭して時間を忘れた」

「気がついたら朝になっていた」

といった経験は、一度はあるのではないでしょうか。

これも、瞑想状態の1つです。ただし、ストレス状態が続くようなものは、瞑想状態とは異なります。ストレスから解放されていくのが、瞑想のメリットなのです。

雑念が出てくること自体は、実は悪いことではありません。

瞑想は、実践することによって、いらないものを解放していく作業でもあります。溜まっていた「いらないもの」を、瞑想をすることで、自分の外側に出していくことができるのです。

そのとき、自分の嫌な部分が出てくることもあるでしょう。しかし、それも大切な解放の1つなのです。「今」この瞬間出ていってくれている自分の様々な感情にただ寄り添うだけで、それらが解放されるのです。

きっと、多くの方の瞑想の一番の悩みは、「集中できない・雑念が出てくる」ということではないでしょうか。その悩みは、音と声で簡単に解消できます。断言できる理由は、私が数年にわたり続けているワークショップでの音瞑想で多くの方が「思考が強制的にストップ」されることを体感され驚かれるからです。

普通の瞑想と違うのは、誰でも簡単に脳をうまく利用して、日々の生活に簡単に取り入れられて、続けられる瞑想が音1つで可能になるのです。

音×瞑想で脳疲労を解消する

音瞑想によって脳波が調整される

私たちの脳は、いつも頑張って働いてくれています。

私たちが活動しているときはもちろん、眠っているときや、安静にしているときでさえも、脳は活動をしていることが明らかになっています。

私たちが考えている以上に、脳はいつも活動し続けているのです。

特に現代では、ストレス社会が脳疲労を生み出してしまいます。

九州大学名誉教授の藤野武彦医学博士によれば、脳疲労の溜まった状態では、大脳新皮質・旧皮質のそれぞれが機能低下し、知的機能を中心に異常が表れ、外部環境からの情報の認識や理解が十分にできなくなり、さらに情報処理能力や作業効率も低下してしまうといわれています。つまり、ストレスや脳疲労により普通の瞑想をするのも難しくなるのです。

脳はいつも何かしら活動しているため、完璧に休ませるのは難しいことです。しかし、脳が休んでいる状態、脳が元気になる状態は、瞑想によって脳波をコントロールすることで可能になります。

その脳波とは、アルファ波・シータ波・デルタ波・ガンマ波です。

- アルファ波　……　8～14Hzの周波数領域。リラックス状態。
- シータ波　……　4～8Hzの周波数領域。眠る直前のうつらうつらした状態。
- デルタ波　……　1～3Hzの周波数領域。深い眠りに落ちている状態。
- ガンマ波　……　26～70Hzの周波数領域。慈悲の瞑想状態。

これらの脳波は瞑想することで出てくるといわれますが、実際にはその状態をすべての人が瞑想でアクセスできるかというと、正直なところ私は難しいのではないかと考えています。

しかし、音の力を利用する音瞑想であれば、簡単に4つの脳波へアクセスできてしまうのです。

その方法は、バイノーラルビートといって、左耳と右耳に異なる周波数を流し、脳内でその周波数の差をつくり出し、アルファ波・シータ波・デルタ波・ガンマ波といった脳波を科学的につくり出すのです。

たとえば、右耳に10Hz、左耳に15Hzの周波数を流すと、脳内では右と左が異なる周波数に違和感を感じ、バランスをとろうとして脳内で5Hzをつくり出すというわけです。

音を使って脳波を調整しながら瞑想することで、リラックス効果を高めたり、深い休息効果を得たりして、脳を休ませ、パワーを上げることができるのです。

音瞑想は、邪気も解放する

音瞑想をすることによって、邪気も解放することができます。

邪気というと、「害を与える悪い気」というイメージがあるかもしれません。しかし、実はそうではありません。

私はいつもお伝えしているのですが、**エネルギーはいつも「中立」であり、良いエネルギーも悪いエネルギーもない**のです。なので、本書で述べる「邪気」とは、「自分にとって嬉しくないエネルギー」だと考えてください。

この邪気を音によって解放すると、どうなるでしょうか。自分にとって嬉しくないエネルギーを外に流し、良いコンディションで日々生活ができるのです。

詳しく説明しましょう。

私たちは、普通に生活をしていてもいろいろな感情が生まれますよね。その感情は自分にとって嬉しいものの場合もありますし、嬉しくないものの場合もあります。

私たちは、大人になるにつれて、周りと無理に調和しようとして、自分らしい考えや行動を抑えることが増えていきます。

たとえば、子供のころは、泣きたいときに泣くことができました。また、笑いたいときに笑い、怒りたいときに怒ることができていたはずです。

この状態というのは、しっかり自分の感情に寄り添えている証拠なのです。子供ながらにして「あ、私は悲しい」と感情に気づいてあげられていて、その感情から解放されるために「うわぁ～ん、え～ん」と涙を流す。しっかりと「感情を出す」ことができているからこそ、わだかまった感情は身体の中に溜まりにくくなるのです。

これを「**無邪気**」といいます。

奔放な子供を見て「無邪気だねー」と言ったりしますよね。これは文字通り、邪気がない状態なのです。そう言われるのは、感情に寄り添い、流すのがとっても上手だからです。

これが大人になると、純真で、自分に正直に素直に生きていくことはなかなか難しくなってしまいます。自分の感情に寄り添う間もなく日々のいろいろなことに追われてしまい、気づくと溜まりに溜まって、病気としてメッセージが出てきたり、身の回りに起こる現象として現れたりするわけです。

そのままの自分で生きにくい世の中ともいえますし、邪気が溜まり、感情に寄り添い流すのが苦手になっているともいえます。でも、これ自体も悪いことではありません。その中でもかけがえのないものに気づき学べるチャンスはあります。

邪気を解放し、無邪気な状態を取り戻すことで、より自分を輝く状態にすることができます。

私たちは、音の振動に影響を受けやすい水分と骨でできています。

音瞑想に取り組み、心地よい音の振動で、身体に溜まったわだかまった感情を解放させてみてください。

音により優しく包み込まれるような温かい空間ができあがるので、解放された感情も包み込み、優しくキラキラとした光に変えてくれるのです。

音のパワーは、無意識レベルで心の情報を書き換える

思考や言語を超えたエネルギーの変容が起こる

音瞑想を行うことによって、思考や感情の状態を瞬時に書き換えることができます。

そもそも、**音のすごさは、言語を超えたレベルのエネルギー**にあります。

たとえば、これまで生きることに苦しみを覚えたり、毎日が辛いと感じたりした経験のある人もいらっしゃると思います。

これらの経験の多くは、通常、時間とともに消えていくものですが、いつまでも残るものもあります。これらは、言語レベル、つまり言葉によって、自ら苦しみや辛さを何度も味わっていることが多いのです。

自分の内側や傷ついた心を深く見ていくと、妄想かもしれない苦しみをどんどんつくり出してしまい、ますます自分が苦しくなっているのです。

これは言語によるレベルで解放が難しくなる一例です。ですから私は、過去の記憶や感情に対して、深く見つめ直す必要はないと考えます。

そこで効果的なのが音の力なのです。

音は、非言語のエネルギーそのものであり、言語を介在させず、感情を解放することができます。つまり、苦しむことなく、感情のエネルギーを解放することが可能なのです。

自分の「悲しい」と感じる現象にだけ気づいてあげるだけで十分なのです。音はその気づきを簡単に与えてくれます。ただ気づくことが、寄り添うことなのです。

音で解放・浄化が起こるカラクリ

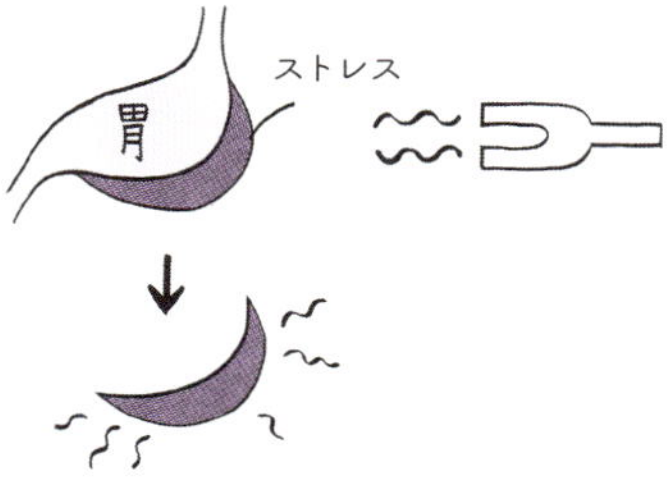

①特定の周波数（波・振動）が体、臓器、エネルギー体などに届き共鳴・同調する

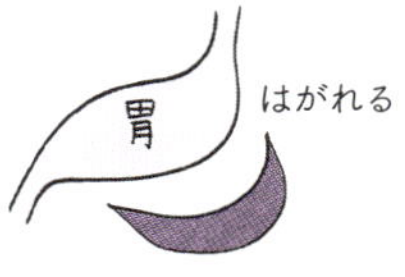

②感情やエネルギーの周波数に、音の周波数（波・振動）が影響を与える

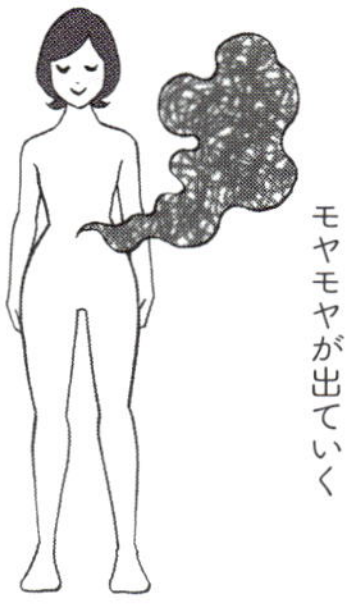

③怒りや悲しみなどの感情、エネルギーが体外に流れ出ていく

音の周波数がエネルギー情報を書き換え、解放させる

音のパワーが、3つのエネルギー体に影響を与える

私たちの存在は、目に見える肉体だけが体ではありません。

実は、もっともっとたくさんの自分を持っています。目を閉じて自分の手の上に、3～10センチほど離してもう片方の手を置き動かしてみると、何か動いているのを感じませんか。

肉体から離れた箇所にも自分の身体が存在し、エネルギーがあるのです。

このエネルギーについては、エーテル体、アストラル体、メンタル体、コーザル体、ブッディー体、アートマ体、モナド体……など様々な見解があります。

波動医学や神智学や神秘学や仏教など学びにも様々ありますから、ほかの言葉で勉強をされている方もいらっしゃるかもしれません。

ここでは、

・エーテル体

・**アストラル体**
・**メンタル体**

という、一般的な3つのエネルギー体のお話をさせていただきますね。

◎エーテル体

エーテル体は、肉体より1つ波長（周波数）が高い体です。神秘思想家、哲学者であるルドルフ・シュタイナーは、エーテル体のことを**生命力体**などと呼びます。

ダイビングをするときにウェットスーツを着ますよね。そのウェットスーツの部分がエーテル体だとイメージしてください。外界からエネルギーを肉体に届けてくれる役目があり、肉体に直接影響を与えます。

◎アストラル体

アストラル体は、エーテル体より1つ波長が高い体で、人間の感情や欲望なども生み出しているので、**感情体**とも呼ばれています。私たちがもし感情に振り回されている日々を送っているとしたら、アストラル体に支配されすぎてしまっているということになります。アストラル体で感情が生まれ、そのエネルギーがエーテル体を通して肉体に入ってきて、肉体でも感情を味わうことになります。

◎メンタル体

メンタル体は、アストラル体より1つ波長が高い体で、**知性体**や**精神体**とも呼ばれています。私たちの知的な思考、分析などに関わるエネルギー体なので、メンタル体といった高いエネルギー領域を重視できると、感情に振り回されることなく、冷静に落ち着いて考え、行動することが可能になるのです。

特定の音の波動は、これらのエネルギー領域に影響を与え、感情や思考を変化させます。

たとえば、音楽を聴くことで感情が落ち着いてくることがありますよね。これは、**感情を支配するアストラル体に音の振動が届き、同調・共鳴しているから**です。

とても心地よい中で瞬時にして変化できます。音の振動はいつしか消えてしまうも

3つのエネルギー体とは

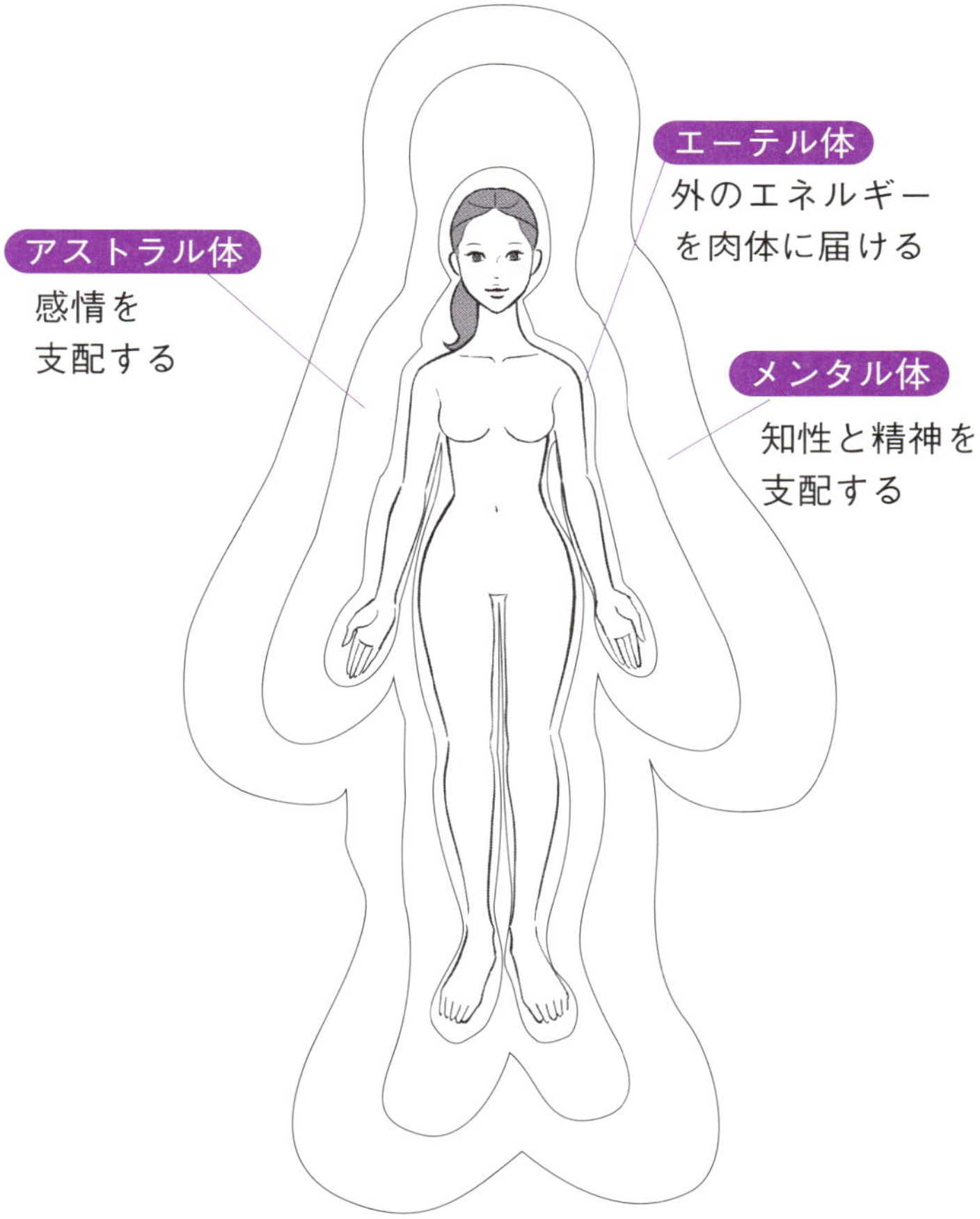

実は肉体以外にもエネルギーの身体を持っている

のですから、届く範囲に限界はあるかと思いますが、楽器の持つ倍音の多さや基音の特徴などを利用していけば、**様々なエネルギー領域を瞬時に変化させることが可能**になるのです。

基音はより肉体に影響を与え、倍音は広いエネルギー領域に影響を与えます。

本書付属のＣＤに収録されている音は、ただの音楽や音ではなく、特別かつ特定の周波数を奏でる楽器を使用しているため、様々なエネルギー領域に変化を起こすことが可能なのです。

音瞑想は、複数の人と行うとよりパワフル

集合意識のエネルギーが増幅される

音瞑想は、一人だけで行っていただくだけでも十分効果を発揮します。

でも実は、二人、三人と複数人で行うとよりパワフルな効果を発揮します。

特に、声瞑想では、人数が多ければ多いほどとてつもないエネルギーになります。

それは、集合意識や集合エネルギーによるバイブレーションが広がり、声や倍音もとてつもなく増え、より深い気づきが起こったり、より深い浄化が起きたり深いエネルギーが流れたりするからです。

たとえば、大きな荷物も一人で持つより二人で持つと軽くなりますよね。それと同じなのです。大きな抱えている想いがあったとしても、複数の周波数に助けられ、楽

に乗り越えられるようになります。

その分多くの解放が起きます。こう言うと「空間に多くの不要なエネルギーが充満するんじゃないの？」と不安に思われるかもしれません。でもご安心ください。

そもそも自分の解放したものが、誰にでも必要ないものとは限りません。誰かにとっては必要なものかもしれませんし、そもそも原点に戻れば、エネルギーは中立で良いも悪いもないのです。

たとえば、誰か一人の「悲しみ」の感情が体内に溜まっていたとしましょう。その悲しみが音や瞑想やエネルギーにより解放が起こり、悲しみの感情が震え出します。

その震え出した感情がまったく同じ経験ではないにせよ、誰かほかの方に溜まった「悲しみ」と共鳴して震え出します。すると、そのほかの方の悲しみも解放されるという仕組みです。

瞑想を一緒に行える人数の数が多ければ多いほど、相乗効果で多くのとどまって凝り固まったわだかまった感情が震え出し解放されるのです。これって素敵ですよね。

複数での瞑想は、瞑想効果を高めてくれるだけでなく、解放までも増やしてくれると感じています。

なぜ、あなたの心は整わないのか？

そもそも、私たちの心が整わない理由は、いくつかあります。その代表が、「**時間の余裕**」「**お金の余裕**」「**人間関係の余裕**」の3つがなくなることです。1つずつ見ていきましょう。

時間の余裕がなくなると心が乱れる

時間に余裕がなくなると心のバランスが崩れます。時間に遅れそうになったときにイライラしたり、ハラハラしたりした経験は、誰にでもあるでしょう。5分の余裕が持てるか持てないかは、心の安定を考えれば、大きな差が出てくるものなのです。

瞑想がもたらす効果を知っている成功者や引き寄せの達人は、忙しい中でもこの瞑想の時間を意識的につくっています。

あなたも瞑想する時間を意識的につくってみてください。

本書の音瞑想は3分から5分程度で行うことができます。

瞑想する時間が持てるようになると、心の余裕が生まれます。さらに意識的、計画的に行動ができるようになります。

もっといえば、「音瞑想の時間をつくろう」と決めた瞬間にあなた自身のエネルギー状態が変わるのです。知性を使い行動するメンタル体で生きることができます。

意識もエネルギーです。**意識を変えた途端、あなたが発する周波数が変わります。**

瞑想が楽しくなり、時間をとってでもやりたいと思えるようになります。これも音瞑想の魅力の1つです。

お金の余裕がなくなると心が乱れる

お金の余裕がなくなっても心のバランスは崩れます。貯金がどんどん減っていったり、お金がなくなってきたりすると、将来に不安を感じたり、切羽詰まってしまってベストな判断ができなくなったり、進みたい道に進めなくなったりしますよね。

つまり、お金と心は、実は密接に関わっているのです。


心を整えて生きるためには、ある程度のお金があることはすごく重要です。

ただ、そうはいっても、お金は待っていれば天から降ってくるというものではありません。

お金も周波数を持つエネルギーです。「お金が入ってきやすい」周波数を発していないところには共鳴が起こらず、お金もやって来ません。そうするとさらに心の余裕が失われ、ますますお金が寄り付かなくなります。


心の余裕を持つためにはお金も大事。でも待っていても来るものではないので、地に足を着けて働き、お金を稼がなくてはなりません。

そこで稼ぐときに気をつけたいのが「陰陽のバランス」です。

陰陽のバランスとは、森羅万象のすべてのことがらは、陰と陽の反対のエネルギーの対立で成り立っているという考え方です。

世の中には必ず、陰陽のバランスというものがついてまわります。

そして、陰が悪くて陽が良いということではなく、どちらも必要なのです。

たとえば、お金を稼ごうと思ったときに、その仕事が好きでない場合もあるでしょう。

でも、必ず陰の時間を耐えて過ごした人には、陽の時間が来ます。

好きな仕事で稼ぐために耐える時間・学ぶ時間などの陰の時間もあるということです。

瞑想をすることで客観的にどうやって自分がお金を生み出すことが可能か、どう行動するのが自分にとって良いのか、どうすれば今の仕事でお金を稼ぐことができるか、ほかの仕事ならどんな仕事で稼いでいくか、とても現実的に感じられるのです。

人間関係の余裕がなくなると心が乱れる

人間関係の余裕がなくなっても心のバランスが崩れます。

関わる人が少なければ人間関係でバランスを崩すことはありませんが、仕事など人を選べない状況もあります。そうして人との関わりが増えると人間関係でバランスを崩すことが多くなります。

最近では、メールやLINEが当たり前になったことで、24時間いつでも人とつながることができます。つながっていないと安心感を覚えられない人は、きっと心のバランスも身体のバランスも崩すことになるでしょう。

人と関わることは素晴らしいことです。

でもそれは、良い人間関係、良い影響を与え合える人とだけだったらの話です。残念ながら現実はそうともいえませんよね。

人と比べてしまったり、人にぶつけられない感情が生まれたり、嫉妬心も出てくるかもしれません。

瞑想をすることでそういった感情のリリースが起きます。そして、客観的に相手を見ることができるようになり、良い人間関係を築く気づきを与えてくれるのです。

これら3つの問題を、音瞑想が改善してくれます。

時間やお金、人間関係に対して、言語レベルを超えたエネルギーの音を使って瞑想することで、苦しみや不安を感じることなく、あなたの思考に気づきを与えると同時に、心の状態を整えてくれます。

心が表すものとは、精神や思考や感情や意志です。

心を整えるということは、精神を整える、思考を整える、感情を整えること。

つまり、音瞑想により、感情を表すアストラル体を落ち着かせ、知性を持って行動することを表すメンタル体にパワーを与え、現実を動かす肉体のバランスが調整されるのです。

自分の中から気づくことで「真のヒーリング」が起きる

先にもお話しした通り、音の波動を使うと、あなたのエネルギーを簡単に調整することができます。

音を使うことで、共鳴・同調をうまく活用できます。

なぜなら、**私たちは、エネルギーの強いほうに引っ張られ同調していくという特徴を持っているから**です。

さらに**同じエネルギー同士は、共鳴し合います。**

だからこそ、感情を司るエネルギー体である「アストラル体」に周波数が届き、感情を一気に変えることも可能なのです。知性を司るエネルギー体である「メンタル体」に周波数が届き思考が整い、肉体のバランスが整い、現実を変えていくのです。

そして、瞑想の最大の特徴は、自分の内側を見ることです。

普段の生活では、内側よりも外側に目が向かいがちですよね。自分と誰かを比較したり、自分を信じきれずに誰かにすがろうとばかりしたり、常に外に答えを求め続けてしまってはいませんか。

だからこそ、音瞑想を通じて目を閉じ、自分の内側と向き合ってみてください。

私たちは、視覚から80％の影響を受けているといわれています。聴覚はたったの4％にしかすぎません。

しかし、**目を閉じるだけで視覚に使っていた80％の情報をほかの感覚に回すことができます。** 聴覚や嗅覚《きゅうかく》や触覚や味覚の活動をより高めることができるのです。

必要な答えはあなたの内側にしかなく、あなたが一番の答えを知っているのです。

自分が本当は知っているということに気がついていないだけなのです。

自分自身が気づくことで真のヒーリングが起きます。

あなたが何か問題や悩みを抱えたとき、人にすがりたくなることがあるかもしれません。でも、他人からのアドバイスや意見は、あくまでも参考程度にとどめておきましょう。

なぜなら、あなたが答えを求めてすがった人は、決してあなたと同じ人生経験や同じ知識を持っているわけではないからです。人は自分の経験からしか物事を判断できませんし、話せません。

ですから、どれだけ著名なその道の第一人者に見える人でも、アドバイスなどから真の気づきを与えることはできないのです。

もちろん、アストラル体には様々な情報があり、想像することもエネルギーとして現れますから、特別な力がある方はそういったエネルギーを読めるかもしれません。

私には残念ながらそういった力はありませんが、エネルギー領域には様々な情報がたくさんつまっています。

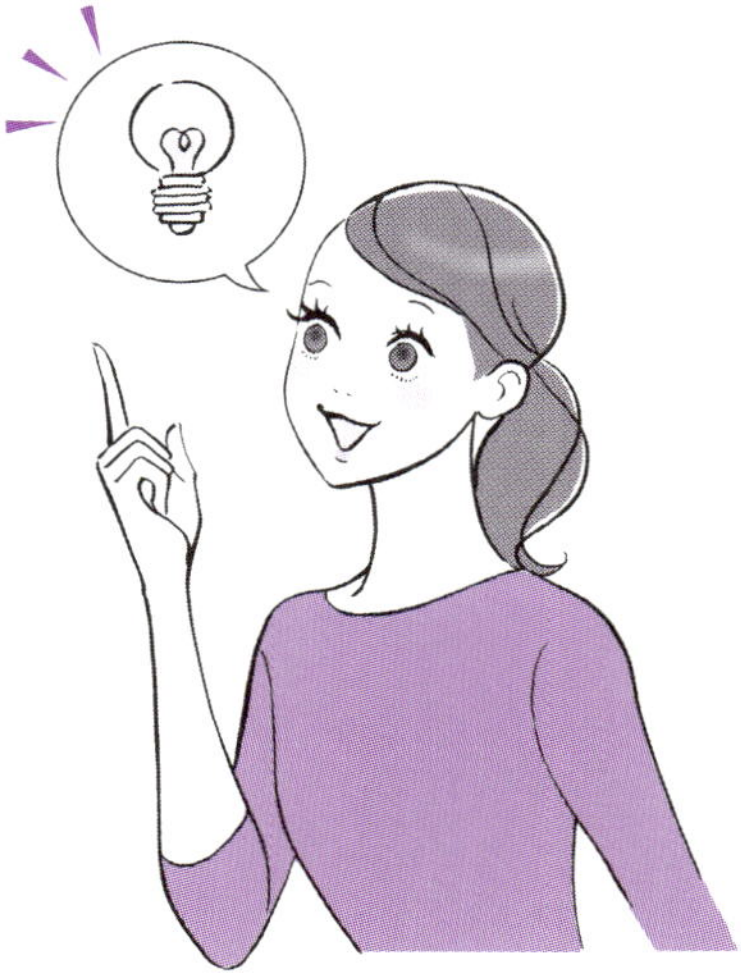

そのエネルギー領域を読むことは可能かもしれません。でも、いくら様々な情報があったとしても、**「自分で気づくため」に今回の人生がある**と私は思っています。

だからこそ音瞑想では、自分の内側に目を向けていきます。今の身体の感覚や、今の感情といった自分の内側に目を向けることで、自分自身の内側から気づきが生まれてくるのです。

問題解決能力は、すでに私たちの中に備わっています。その力に気づき、そして自分で解決する能力を発揮するために、瞑想があるのではないか、私はそう感じています。

大事なことなのでもう一度言いますが、すべての人にあらゆることを解決できる力が備わっているのです。音の力を借りて、自分の内側と向き合うことで、あなたが持っている力にアクセスできるのです。

瞑想による「気づき」が本来のあなたに戻してくれる

音瞑想があなたの鎧《よろい》を外してくれる

視覚からの情報は、外側からの情報がほとんどです。1日1回、ほんの数分でかまいません。目を閉じて外側からの情報を少し遮断してみましょう。

目を閉じ瞑想をしていくと、自然と内側に目が向けられるようになります。

身体の奏でる音だったり、呼吸の流れを感じたり、内側から創造されるイメージなどの映像が出てくることもあるでしょう。自分の内側、自分の心、自分の真理、自分の姿などを知り、気づくことができるのです。

気づくことでネガティブな感情も明るい光に包まれ、気体に変わり、素敵な空気に変容し飛んでいきます。まるで凝り固まったものがゴールドやプラチナのようにキラキラとした微粒子になって舞っていくのです。

こうして音瞑想を習慣にすることで、本来のあなたに戻っていくことができます。

人は生まれたその瞬間にすべてを持っている、という考え方があります。

生きていく中で、生きる術《すべ》を知り、それらをまるで「鎧」のように身に着けてしまっているのです。

その鎧は自分を守るものであり、うまく生きていくための術でもある一方、その鎧によって少しずつ自分らしさがなくなって、息苦しくもがき、葛藤《かっとう》したり、動けなくなったりしている人が多いように感じています。魂は本来のあなたを輝かせ生きてくれることを望んでいます。

ですから、ゆっくりその鎧を外してみてください。

大人になった今だからこそ、変化に対応できる強さも持っています。

あなたが生まれ持った本来の個性も大切にしながら、本当の自分の姿で生きていけるようになるのだと思います。

では次章からは、音瞑想に取り組む前の準備についてお話ししていきます。
音瞑想の効果を最大限に発揮するために行ってみてください。

第2章

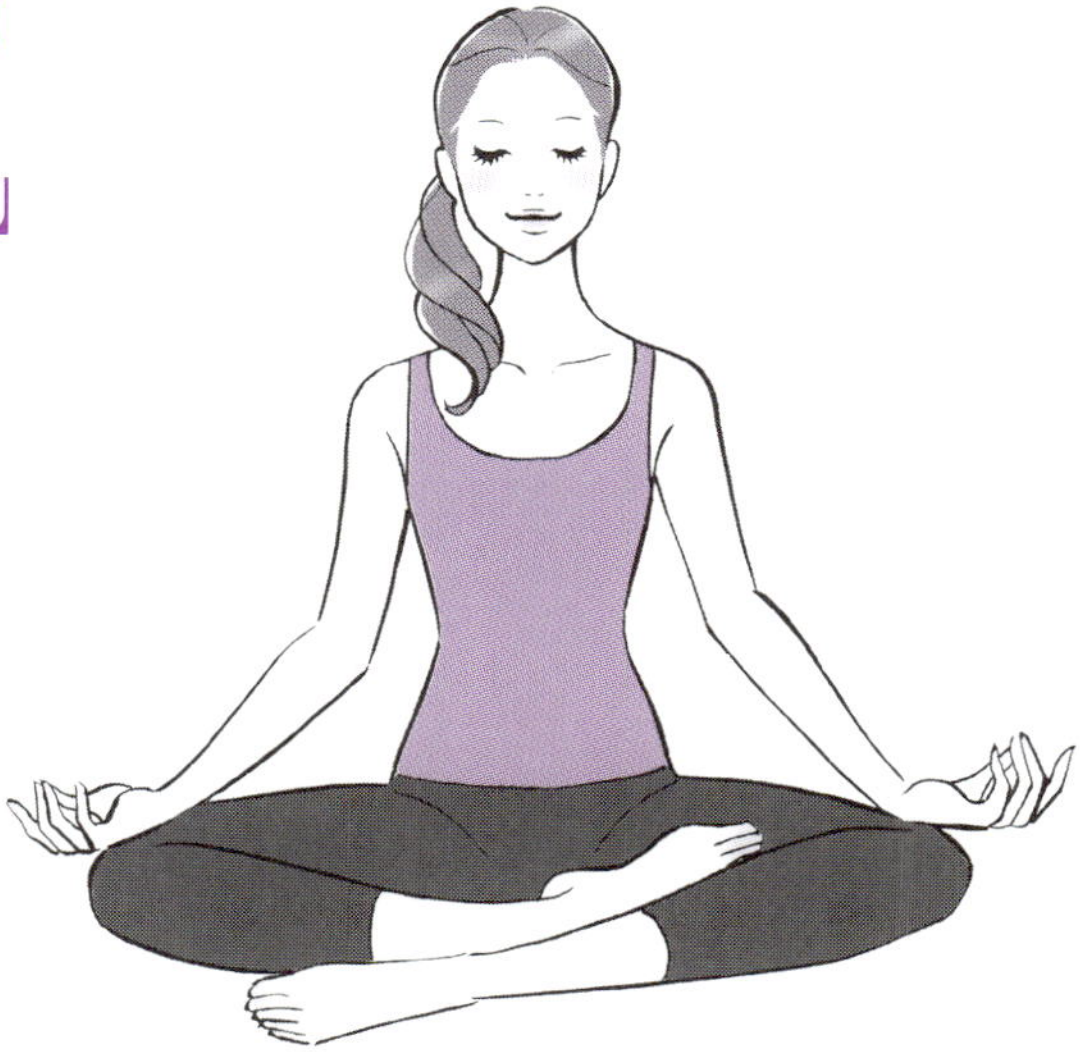

効果を最大化する音瞑想の準備

音瞑想をするときの服装

私個人の気持ちとしては、正直に言うと**服装は何でもいい**のです。あまり決めつけすぎると瞑想が面倒なものになったり、億劫《おっくう》になったりしますから、好きな格好で気楽に瞑想に取り組んでください。

でも、あえてオススメの服装をお伝えします。

音瞑想をするときの服装は、なるべくしめつけるようなお洋服でなく、動きやすい心地よい服装がいいですね。瞑想で大切なのは、呼吸です。リラックスできず呼吸がしにくくなるようなものは避けるといいでしょう。

もう少しだけお伝えすると、麻やシルク、コットンなど自然素材のお洋服や天然繊維で身をまとうとエネルギーがより吸収・排出しやすくなります。麻やシルクは、それをまとう人のエネルギーを守ってくれます。コットンは、包み込むエネルギーを持っています。身体が冷える服は瞑想に集中しにくくなってしまうため、身体を冷やさない服装がオススメです。

瞑想時のオススメの服装

ポイント

1：しめつけない服
2：綿や麻、シルク、
　コットン

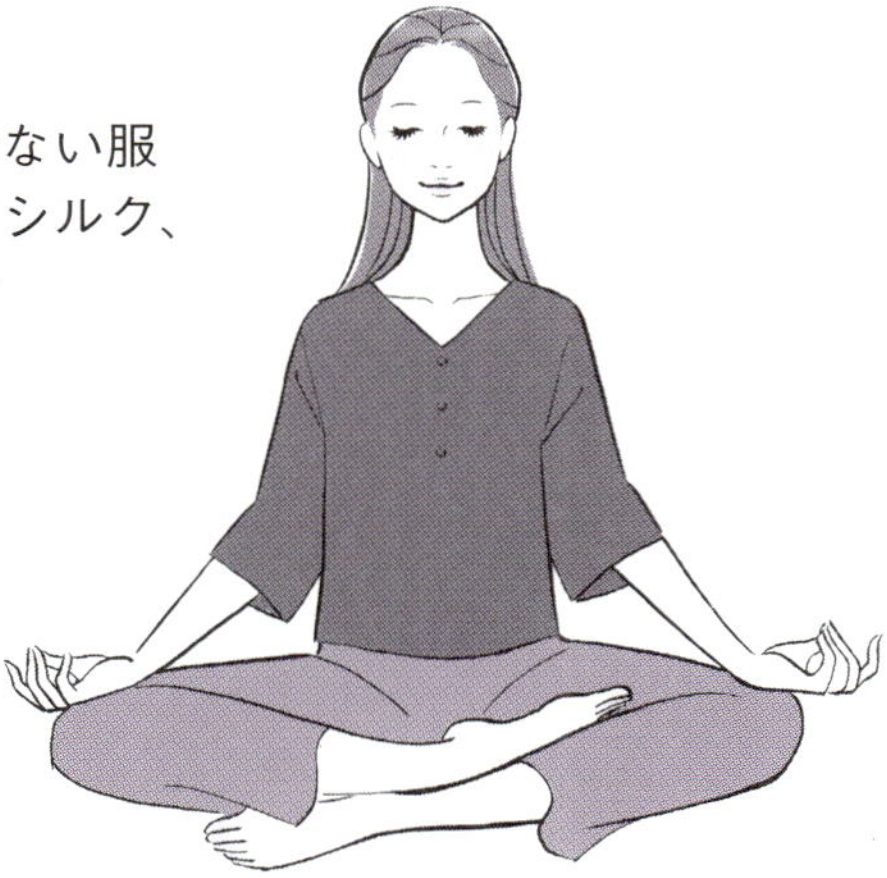

ポイント

1：動きやすい服
2：スポーティな
　服装でもOK

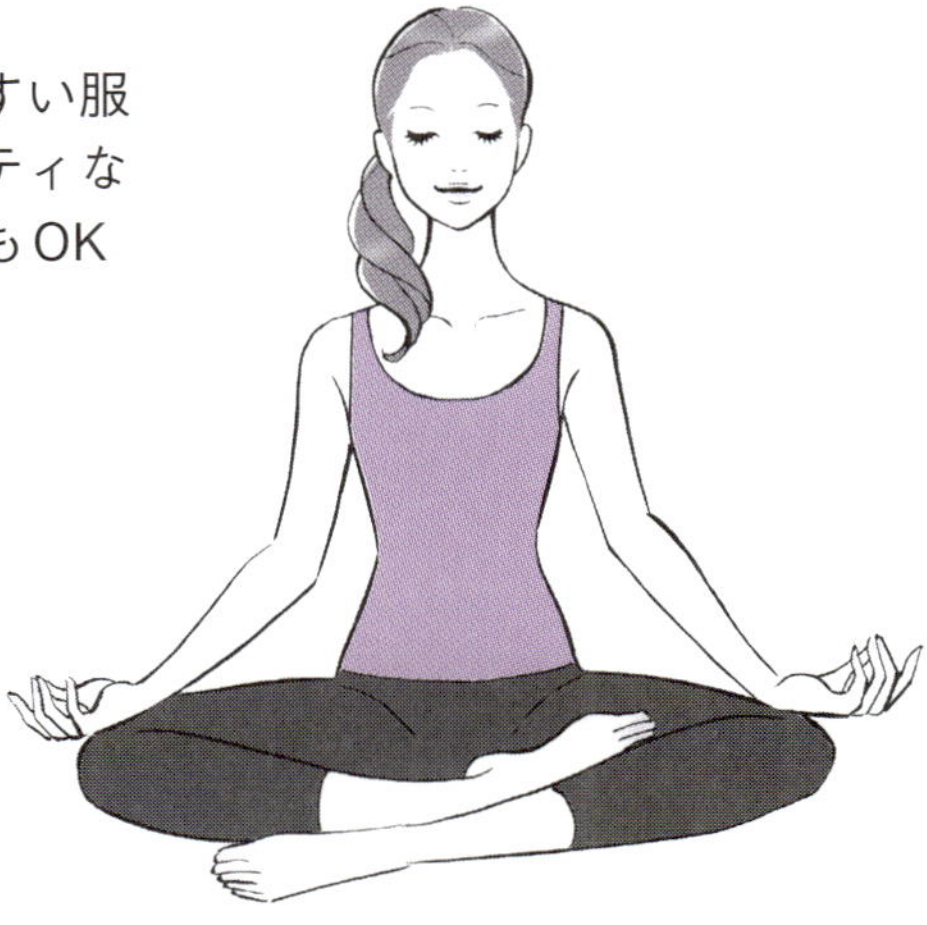

音瞑想をするときの座り方

基本的にどんな座り方でも大丈夫です。イスに座って行うのもOKですし、あぐらをかいていただいてもOKです。

ただし大事なのは、背骨を伸ばすこと。そうすることで、全身の上から下までエネルギーが流れやすくなります。また、背骨が伸びていないと背中が丸くなり横隔膜をうまく使えないため、呼吸も浅くなってしまいます。

そして、骨盤も少し意識して立てるようにしましょう。骨盤が立つことで腰の負担が減り、長時間の瞑想も苦しくなく呼吸が深くしやすくなります。

骨盤を立たせるのには、あぐらの場合はお尻に座布団を敷いてあげると骨盤が立ってくれます。

イスに座る方も、一度骨盤が立つ状態を感覚で味わってみるのもオススメです。感覚を味わえればイスでもその感覚を再現するだけです。ただ、イスのような平らなところで骨盤を立てると腰が曲がり腰痛になりやすくなってしまいます。あぐらと同じように股を大きめに開くことで座布団を敷いたようにお尻の位置が高くなり、腰への

基本となる座り方

ポイント

1：背骨を伸ばす
2：骨盤を立てる
(難しい場合、座布団を折ってそこに座る)

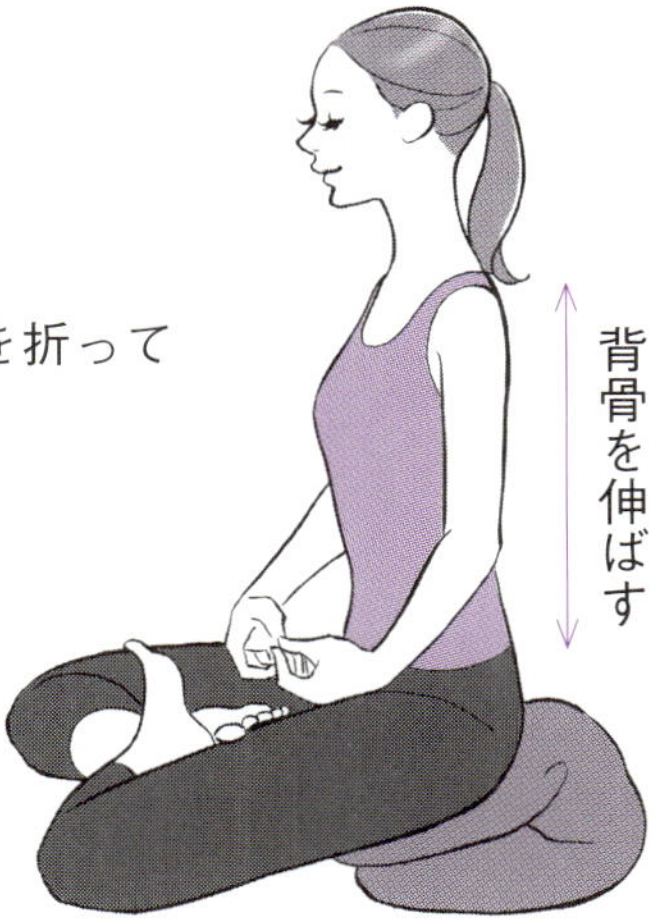

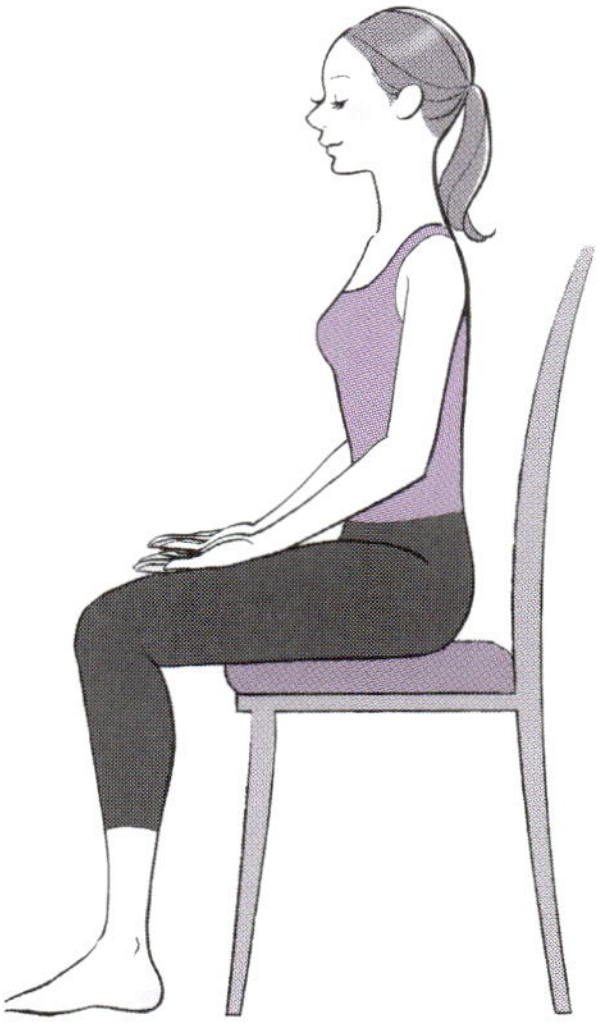

ポイント

1：背骨を伸ばす
2：骨盤を立てる
3：足裏を地面につける

負担を軽減させてくれます。

手は基本的に、手のひらを上に向けて、両手を膝や太もも、身体の横など楽な位置に置きましょう。手のひらを上に向けることで肩が外側を向き、胸が広がりやすくなり、呼吸がしやすくなるからです。


ただ、雰囲気なども大切だと感じています。右手と左手の親指と親指同士を合わせる禅定印と呼ばれるスタイルは、釈迦《しゃか》が深い瞑想に入ったことを表すしぐさともいわれます。


一番なじみ深い親指と人差し指で輪をつくる智慧《ちえ》の印でもＯＫです。

ヨガの世界では、親指は神さまや宇宙を表し、人差し指は自分の精神を表します。親指とどの指を合わせるかでも、意味付けが変わってきます。

親指と人差し指を結ぶことで、**神さまと自分の精神を結ぶ**ともいわれます。

親指と中指では、**忍耐力や洞察力などの能力が備わる**といわれます。

親指と薬指では、**新しい活力と豊かな創造力が備わる**といわれます。

親指と小指を結ぶことは、**直感的にコミュニケーションをとる力が備わる**といわれます。

　ここには挙げきれませんが、まだまだいろいろなフォームがあります。自分の欲しいエネルギーに合わせるのも素敵ですね。

　私はというと、けっこうズボラな性格なため、普通に手のひらを上にしているだけですが、皆さまはぜひお好きな手のポーズでスタートさせてください。

　あぐらになれている方は長時間も難しくないかと思いますが、痛くなってきて集中できなくなるくらいなら、途中で姿勢を変えたり、イスに座ったりして、瞑想に集中しやすいようにしていただいても大丈夫です。

音瞑想のときの舌の位置

背骨を伸ばすことも大切ですが、実は、瞑想中の舌の位置も大切です。舌を上あごにつけることで、次のような効果があるとされています。

①下あごの安定が保たれ上部の重力バランスが整い、正しい姿勢を保つことができる
②脳と身体のリラックスがもたらされる
③唾液の量が増える
④口呼吸になるのを防ぐ
⑤よく眠れるようになる
⑥歯並びが良くなる
⑦顔が魅力的になる

実は、東洋医学では経絡《けいらく》という気と血の流れがあると考えられています。この経絡

の中でとても重要な役割をするものに督脈《とくみゃく》と任脈《にんみゃく》があります。

督脈とは、肛門から背中の中心を通って鼻の下までの流れになり、陽のエネルギーを調整してくれます。

任脈は、会陰《えいん》からお腹を通って下唇の下までの流れになり、陰のエネルギーを調整してくれます。舌を上あごにつけることで督脈・任脈の流れを通してくれるといわれます。

この2つの経絡により、身体のエネルギーの陰陽のバランスが整うといわれているのです。

ぜひ**瞑想中は、舌を上あごにつける**ようにしてみてください。

ただ、もし、あまりにそこに集中しすぎて疲れてしまうようであれば、まずは舌の位置を考えずに気楽に瞑想をスタートしましょう。瞑想になれてきたら舌の位置も気にかけてみてください。

水分を補給する

お水は必要のないエネルギーを流してくれる

瞑想を始めるときに、お水をいただくのもオススメです。十分な水分があることで瞑想効果が高まり、音の振動が浸透しやすくなります。空気中よりも速い速度（約4倍）で体内の水分には音のエネルギーが届きます。身体を冷やさないように常温のお水やお白湯《さゆ》などがいいでしょう。

お水には、必要のないものを流す力があります。

必要のないものは、尿や便や汗や髪の毛などから排出されていきますが、便が75%、尿が20%を占めています。

だからこそ、ヒーリングなどでもお水を飲んでいただきます。

お水をいただくことでどんどん身体から必要のないものはデトックスされます。

音瞑想はどのくらい行うべきか？

何分、何時間やるかよりも日々続けられることが大切

「瞑想は、朝行うと良い」とされますが、私自身はできるときに行うスタイルが一番無理なく続けられると考えています。


「瞑想だから1時間やらなきゃ」

「30分以上やらなきゃ」

と思うと、むしろストレスになってしまいます。いつのまにか1時間や30分を超えていた、これこそが集中をしていて時空間を感じなくなっていることなのです。

長くやるものだけが瞑想ではないので、まずは短時間からスタートしてみましょう。

そして、できれば毎日続けていただけるとベストです。

脳は簡単にできることを好みます。だから短時間の瞑想は習慣になりやすいのです。瞑想を習慣化できると、より効果が表れやすくなり、意識も変わり、エネルギーも変わります。そして、ますます楽しく簡単に続けられるようになるのです。

音瞑想は、1日3分でも5分でもかまいません。

1回にどのくらいの時間瞑想するかよりも、定期的に続けられることのほうが大切です。瞑想だけを長時間しても安心な環境があればいいのですが、なかなかそういった環境が整っている方は少ないでしょう。

そして、何より私たちは、現実を生きていかなくてはならないということも忘れてはなりません。瞑想だけで生きていくことが可能な人もいますが、これを読まれているほとんどの方は現実を生き、仕事をしてお金を稼いでいかなければならないはずです。

私自身も日々瞑想を取り入れるのは5分や時に15~30分くらいです。

みなさんも、短くてもいいので続けることを大切にしてください。

お風呂の入り方

お風呂は瞑想の準備に最適

夜寝る前や、仕事の終わりに音瞑想を行う人は、お風呂の入り方にもこだわってみると良いでしょう。

37〜39度のぬるめの温度がより快適にリラックスするといわれています。瞑想に一番大切なのがリラックスすることです。

入浴して15分後くらいに身体はリラックスしますので、15分後くらいから5分か10分くらいの短い瞑想をしてみてはいかがでしょうか。

私自身がよく行うのは、まずお風呂の中に日本酒とお塩を入れ、浄化風呂をつくります。さらに、気分に合わせて音叉で音のエネルギーを入れたりします。そして、入浴後5分間は、深呼吸をしながら足首をゆっくりグルグルと回していきます。

足首を回すことで血流が上がってくれるのです。

そして次の5分間は、足の裏を揉みほぐします。足の裏を柔らかくしておくことで、エネルギーが出しやすくなるのです。

足の裏が硬い方は、エネルギーがうまく流れなくなってしまうので、柔らかい足裏を目指してください。

その後、リラックスして足を伸ばし、首までじっくりお湯につかりましょう。首の後ろは、エネルギーの出入りがある場所ともいわれます。首の後ろから必要のないエネルギーがドワ〜ッと出てくれます。

もちろん、浄化風呂でなくても、アロマオイルなどを入れてリッラクスされてもいいですね。私は、ときどきフランキンセンスのオイルをお風呂に数滴たらします。フランキンセンスは、昔から最も多く瞑想に使われてきたオイルで、深い呼吸にしてくれ、瞑想の手助けをしてくれるのです。

お風呂の中でも瞑想はできますが、長時間の瞑想は、頭がホワホワホワ〜っとするため避けたほうがいいでしょう。

お風呂のメリット

メリット１：リラックスの習慣が生まれる
メリット２：エネルギーの浄化ができる
（浄化風呂ならより効果的）
メリット３：睡眠の質が上がり、瞑想の効果も上がる
メリット４：不要なエネルギーを外に流れやすくする

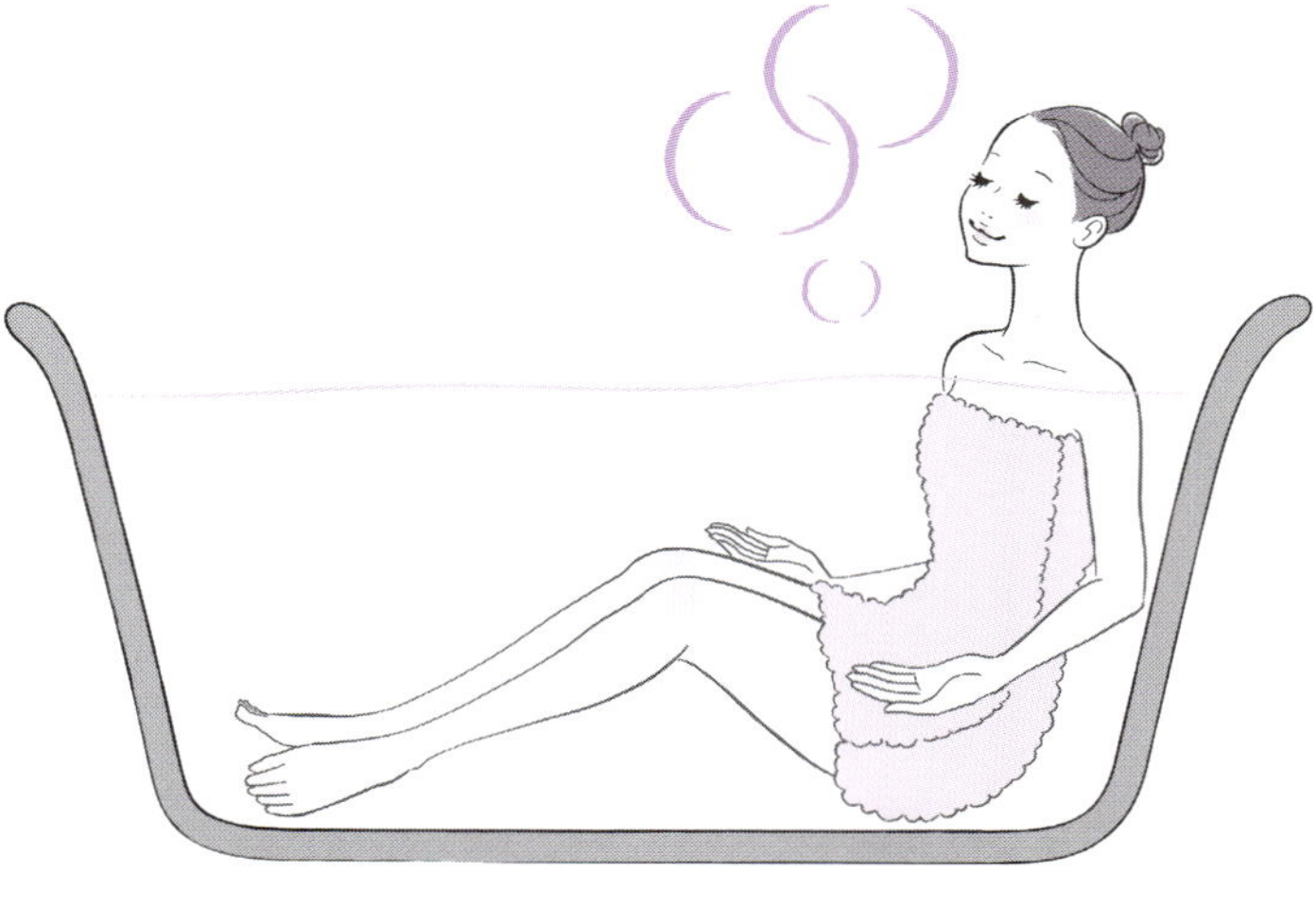

瞑想と一緒にお風呂も習慣にしよう

睡眠中にもいろいろ起こる

音瞑想は瞑想中だけでなく、睡眠時にも効果が表れる

音瞑想を行っている間、いろいろなことに気づいたり、感情が溢れ出したり、癒《い》やされたりしますが、実は瞑想が終わったあとにも様々なことが起きます。

これは特に睡眠時に顕著です。

超回復という言葉をご存じでしょうか。

筋力を高める際、トレーニングをしている間は、逆に筋肉はつきません。トレーニングを行うと筋繊維が壊れます。そして、眠ったり休んだりしている間に、壊れた筋繊維を回復させようとして筋肉が肥大化する、これを超回復といいます。

これは瞑想も同じ。睡眠中にも瞑想の効果が発揮されます。

睡眠時と瞑想時は、同じような脳波の状態になっています。音瞑想を行うことで、質の高い深い睡眠がとれるようになります。この睡眠時に潜在意識の置き換えや必要

なメッセージなどが出てきたりもするのです。

もちろん、違う点もあります。それは意識の有無です。睡眠中は意識がほとんどなくなっている一方、瞑想中は意識がしっかりある状態です。

だからこそ、「今」この瞬間に起きていることにいろいろ気づけ、寄り添え、解放ができるわけです。

音瞑想を習慣にしていただければ、睡眠中も瞑想中もそれぞれ素晴らしい効果を実感できるはずです。どちらも大切に味わってみてください。

第3章

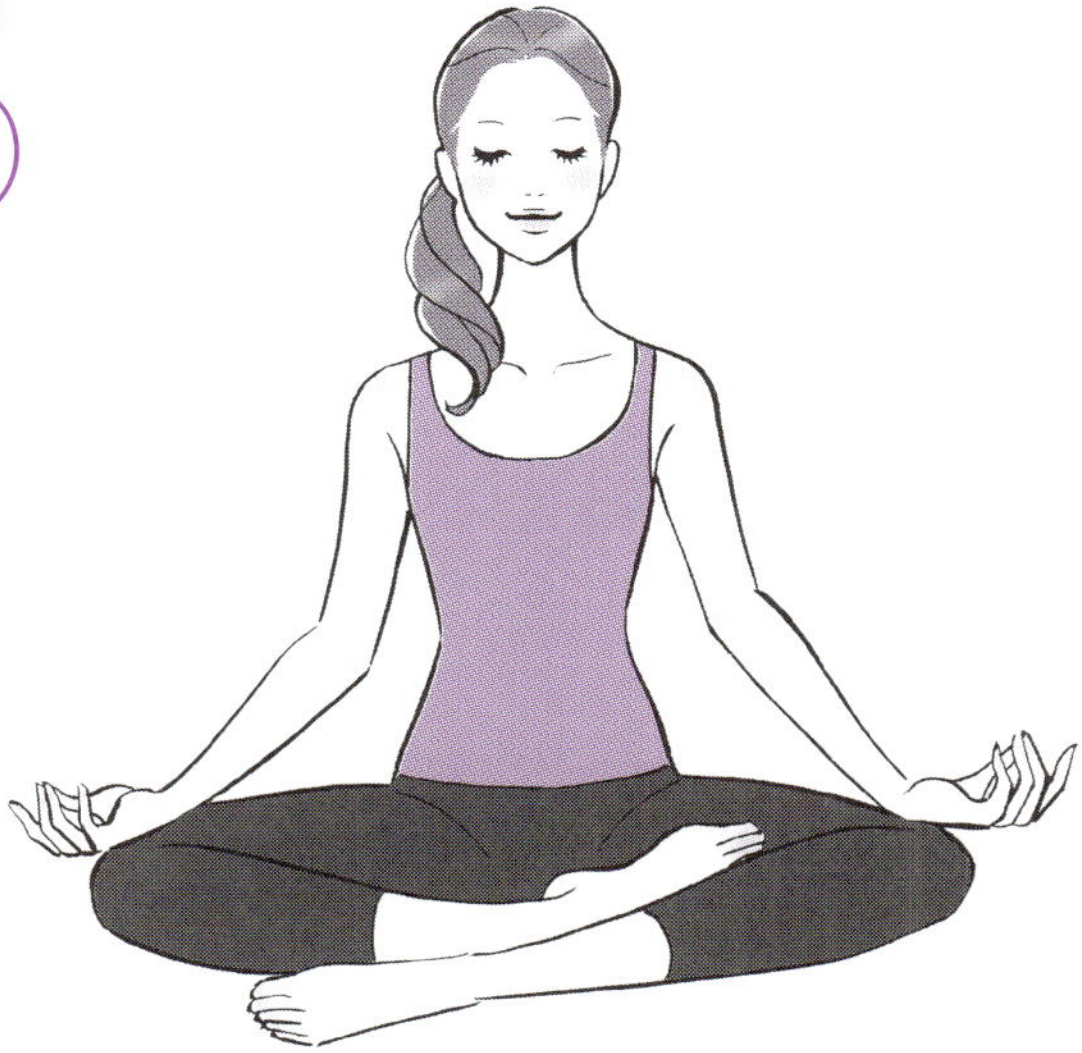

音瞑想のやり方

さあ、音瞑想を始めよう

音瞑想は、目を閉じ、音に耳を傾け、あなたの世界に入り込みます。

音の最大の特徴は、自分の世界に入り込みやすいことです。いわば、あなただけの透明な個室をつくり出してくれるのです。それが電車の中であろうと、会社の中であろうと、自分一人の世界に簡単に誘導してくれるメリットがあります。

一番大事にしていただきたいのは、ゆったりとした呼吸です。

一般的に瞑想には、鼻呼吸が推奨されています。鼻から吸って、鼻から吐くのがベストです。まずは、息を吐ききり、その後、自然に鼻から息を吸い、腹式呼吸にしましょう。

7秒吸って7秒吐くというのができるといいですね。大変な場合は、5秒くらいからスタートし、少しずつ延ばしていきましょう。

ただ、中には鼻づまりになりやすい方もいるでしょう。

その場合は、鼻呼吸と口呼吸をミックスしたもので少しずつチャレンジをしてみて

音瞑想の呼吸法

瞑想で最も重要なのが、ゆったりした呼吸をすること。7秒吸って、7秒吐くくらいがベスト。難しければ5秒でもOK。

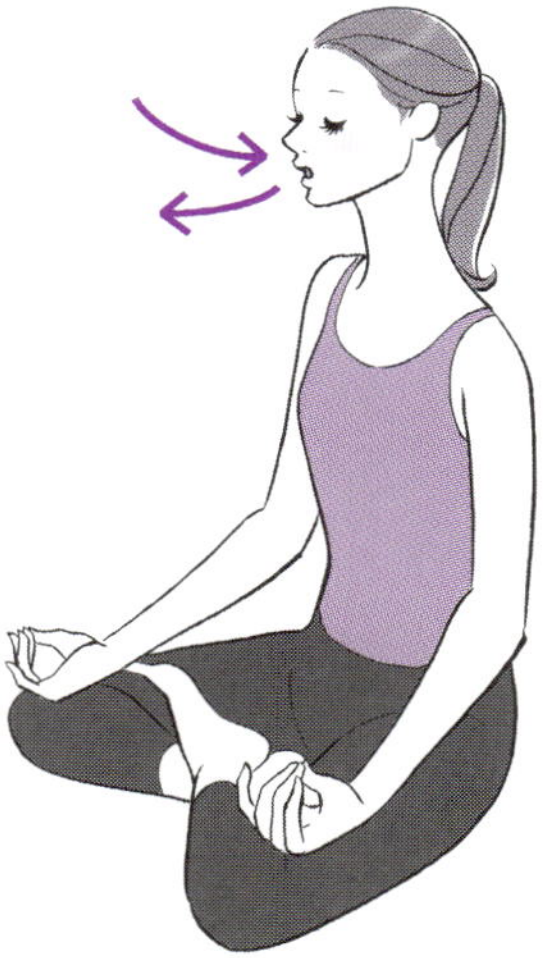

鼻から吸って口から吐くパターン

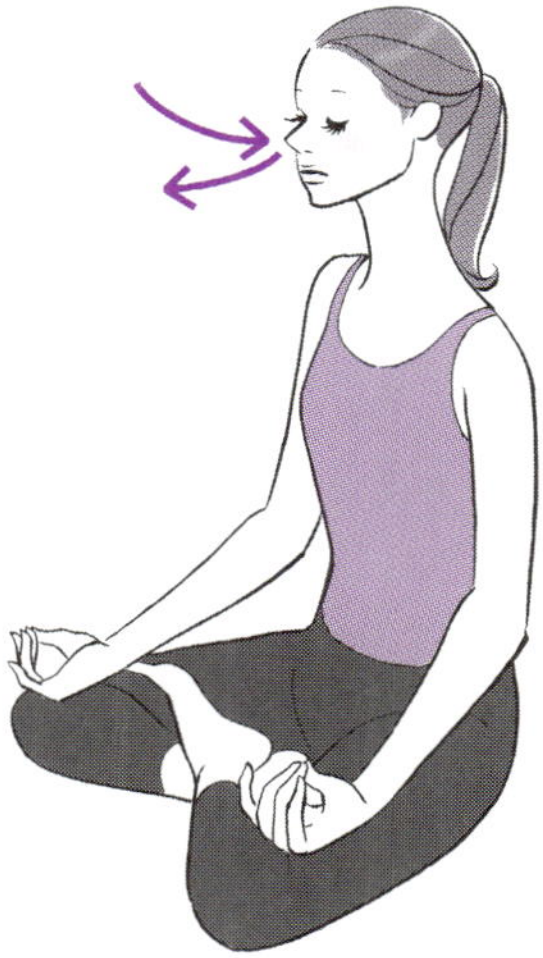

鼻から吸って鼻から吐くパターン

基本は鼻呼吸＋腹式呼吸

ください。鼻から吸って、口から吐き出すスタイルです。それでもきついようでしたら、口呼吸だけで瞑想していただいて大丈夫です。

ただ、口呼吸にした場合は、鼻呼吸と異なりデメリットもあることは知っておいてください。

鼻呼吸は鼻毛があるため細菌が侵入しないように守ってくれますが、口呼吸は、空気中の細菌などが直接喉《のど》に侵入する恐れがあります。そのため、ウイルス感染が流《は》行《や》っている時期などは、うがいやマスクなどで対応していくとよりいいかと思います。

口呼吸の場合は、口の中が乾燥することで扁桃腺《へんとうせん》を傷めてしまい、免疫力の低下につながりますが、鼻呼吸の場合は、扁桃腺が存在するリンパ組織の働きを正常にし、免疫力が向上されます。

また、口呼吸は鼻呼吸に比べると、身体への酸素の供給量を減らしてしまい、疲れやすくなるなどのデメリットもあります。

鼻呼吸と口呼吸では、脳の処理速度にも違いが出てきます。鼻呼吸のほうが、脳の処理速度が効率的だともいわれています。実際に、鼻呼吸のほうが、脳も早い段階で落ち着いてくると感じます。

とはいえ、鼻づまりだから瞑想を諦めてしまうというのはもったいないです。瞑想をすることでの嬉しい効果がたくさんありますし、人生の宝物をたくさん与えてくれますから、鼻づまりの方も諦めずにスタートしてみてください。

鼻づまりになったときは、マスクを濡《ぬ》らし、フランキンセンスのアロマオイルをマスクに1~2滴たらし、口呼吸で瞑想に入るといいでしょう。

第4章でお伝えする声瞑想で鼻に響かせることで、鼻づまりも解消するケースがありますので、ぜひお試しください。

瞑想モードに入る一曲

「この曲を聴くと瞑想モードになる！」と脳に記憶させてあげましょう。そうすることで、この曲を聴けばいつでもそのモードを瞬時につくりやすくなります。

音を使うことで、簡単に瞑想モードに入りやすくなってきます。

この音楽では、ヘッドホンを活用するとより効果的です。バイノーラルビートにより脳波をシータ波へと導いていきます。

①　CDトラック2をスタートし、「これから瞑想に入ります」と心の中で唱えてあげましょう。もちろん、声に出してもOKです。

②　全身をリラックスさせていきます。できれば足、太

音のレシピ

海の音、ブレインチューナー（ファンド＋アルファ、ファンド＋シータ）、クリスタルハープ、パイプ（528Hz）、ウィンドチャイム

効　果

リラックス、ヒーリング、意識変容

もも、腰回り、胸、肩、手、顔、頭の順に全身をゆるめていきます。

③ 背骨を伸ばして、舌は上あごにつけ、今度は、ゆったりと呼吸をしましょう。無理のない範囲で大丈夫です。

④ ゆったり音楽を聴きます。

力の抜き方がわからない場合は、その身体の部位にツンツンと指で触れながら、「この力を抜きます」と思うと、簡単に力を抜くことができます。たとえば、足がゆるまなければ、足を手でツンツンと触れ、「この力を抜きます」と思うと、不思議と力が抜けるのです。

ダンシング瞑想

瞑想には、静止して行う瞑想（パッシブメディテーション）もあれば、身体を動かす瞑想（アクティブメディテーション）もあります。

現代人は、じっとしているのが苦手という方も多いといわれ、静止して行う瞑想は難しいことから、最近注目をされているのがアクティブな瞑想法です。

踊りも表現方法であり、芸術の1つです。神社でのご祈祷《きとう》の際にも雅楽に合わせた舞いがありますし、フラダンスも祈りを表現しているダンスですよね。とても神秘的な動きなのです。

このダンシング瞑想は、何も考えずにただただ踊るという瞑想です。身体を動かすことで細胞や筋肉や臓器が動くとともに、抑圧された感情やストレスを解放しやすく、浄化し、

音のレシピ

パイプグロッケン、チャクラチャイムバー

効果

ヒーリング、心身の解放、感情やストレスの解放

必要ないエネルギーや滞ったエネルギーを足元から移動させ、流しやすくなります。

① 音に合わせて、自由に身体をゆらゆらと動かし、踊ってみましょう。
② 1〜2分したら、身体の動きを少しずつ止めていき、深呼吸をします。
③ 身体や心、頭の感覚に意識を向けてゆっくり呼吸を続けてください。
④ 目をゆっくり開きましょう。

ジャンプ瞑想

音楽のビートに合わせてジャンプする瞑想法です。

ジャンプすると、自然と肉体がバランス良く着地しようと、軸を安定させます。身体の軸を安定させると自然と心の軸も安定しやすくなります。

私たちは、必要のないものを流すときに足や手から流れ出ていくイメージをすることがあります。ジャンプすることで、身体全体の不必要なエネルギーが流れ出ていきやすくなるのです。

私は、ときどき小さなトランポリンを使って行ったりします。トランポリン運動は、瞑想効果だけでなく、身体にもいい影響を与えるのです（もちろん、トランポリンがなくてもジャンプ瞑想はできますので安心してくださいね）。

NASAのデータによると、トランポリンのジャンプ

音のレシピ

ソルフェジオパイプ528Hz、ソルフェジオ音叉（396Hz、417Hz、528Hz、639Hz、741Hz、852Hz）、チャイムバー（1〜7の全チャクラ）、ガングドラム

効　果

デトックス、血流改善、心身の軸の安定

運動は、ジョギングに比べ運動効率が68％も高いそうです。さらに、リンパ液の浄化が行われます。リンパ液は、老廃物を受け取って排出する役割があります。さらに、跳びはねますから血流の流れにも変化が出てきます。この血の流れも気の流れもうまく滞らせずに調整することがジャンピングで可能になるのです。

感情を見て調整は難しくても、肉体から改善することで感情も一緒に改善されるケースが多いのです。

①　背骨を伸ばして、リラックスしましょう。
②　ビートに合わせて軽いジャンプをしていきます。
③　もう無理、と思ったら無理せずそこで終了してください（CD内ではジャンプは2回あります）。
④　大の字になって床に寝転がりましょう。
⑤　身体の内側に意識を向けます。
⑥　大きく深呼吸をしてゆっくり足の指を動かし、手の指を動かし、ゆっくりご自身のペースで起き上がっていきます。

※心臓に負担のある方や、あまり激しく動けない方は座りながら足のつま先をつけたまま、上下に動かすだけでもＯＫです。

心の声に意識を向けるよりも、身体の内側に意識を向けることのほうが、簡単です。身体の内側は肉体ですから、臓器だったり、温かさだったり、重さだったり、リズムだったり、筋肉の疲れだったり、様々な感覚に気づくでしょう。

身体はすべてメッセージとして教えてくれます。
内側に目を向け集中することで、より気づけるメッセージをキャッチできます。

ジャンプ瞑想

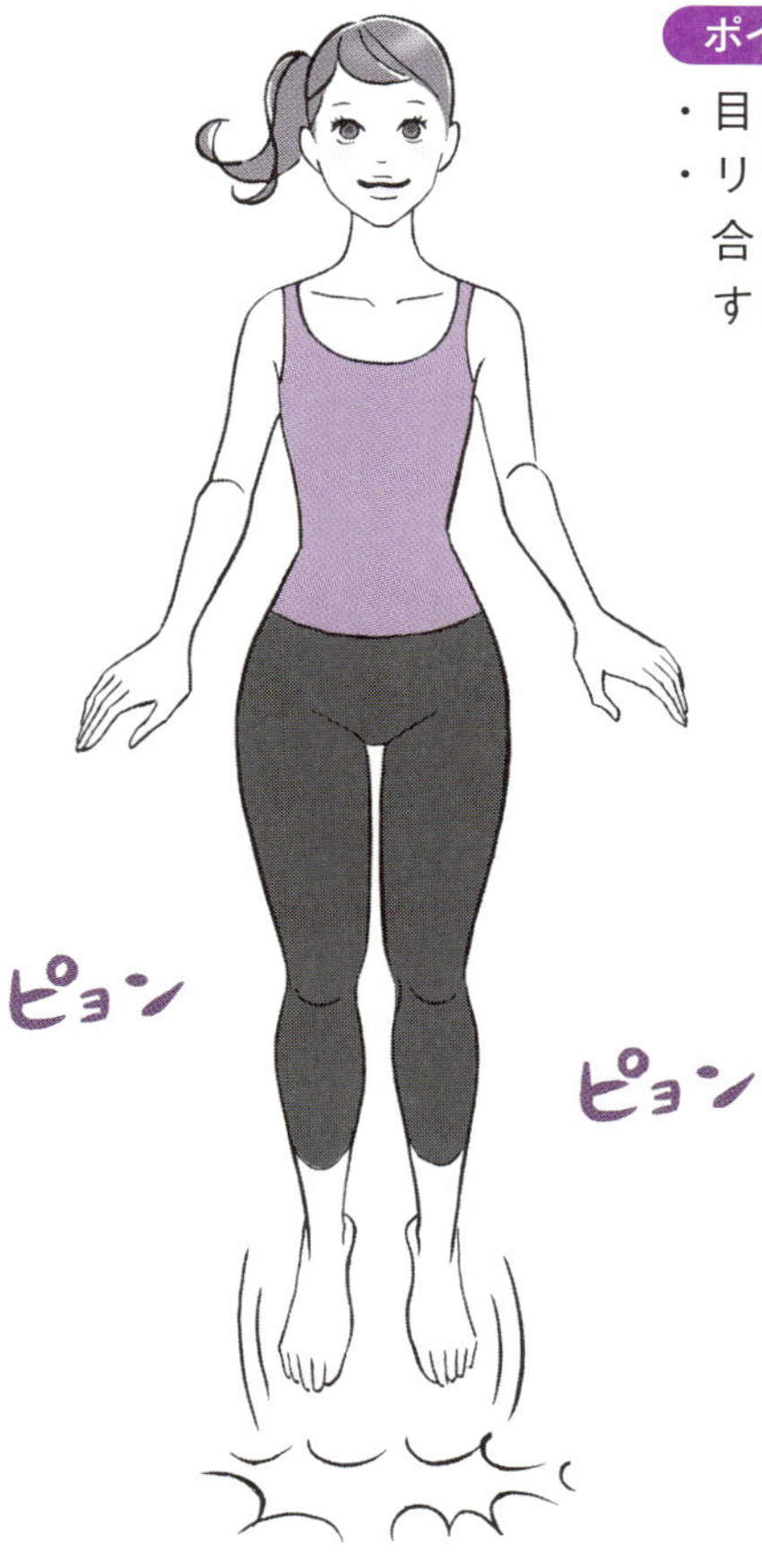

ポイント

・目は開いてOK。
・リラックスしながら音に合わせて小さくジャンプする。

音を聴き、リズムに合わせて跳びはねる瞑想

エネルギー体を浄化する瞑想

①背筋を伸ばして、目を閉じ、ゆったりと呼吸します。
②音に意識を向けて、心を落ち着かせます。
③身体に意識を向け、「肉体が輝き出します。ありがとう」と心の中で唱えます。
④自分の周りを包むエネルギー体を意識しながら「エーテル体が輝き出します。ありがとう」と心の中で唱えます。
⑤さらに外側のエネルギー体を意識しながら「アストラル体が輝き出します。ありがとう」と心の中で唱えます。
⑥意識を外に広げながら、「メンタル体が輝き出します。ありがとう」と心の中で唱えましょう。

音のレシピ

山の音、ブレインチューナー（ファンド＋アルファ、ファンド＋シータ）、クリスタルボウル、ウィンドチャイム、ハンドチャイム（オーム＋キロン）

効　果

3つのエネルギー体の浄化、トラウマの癒やし

⑦ 曲の終わりになったら大きく深呼吸して、ゆっくりと目を開けましょう。

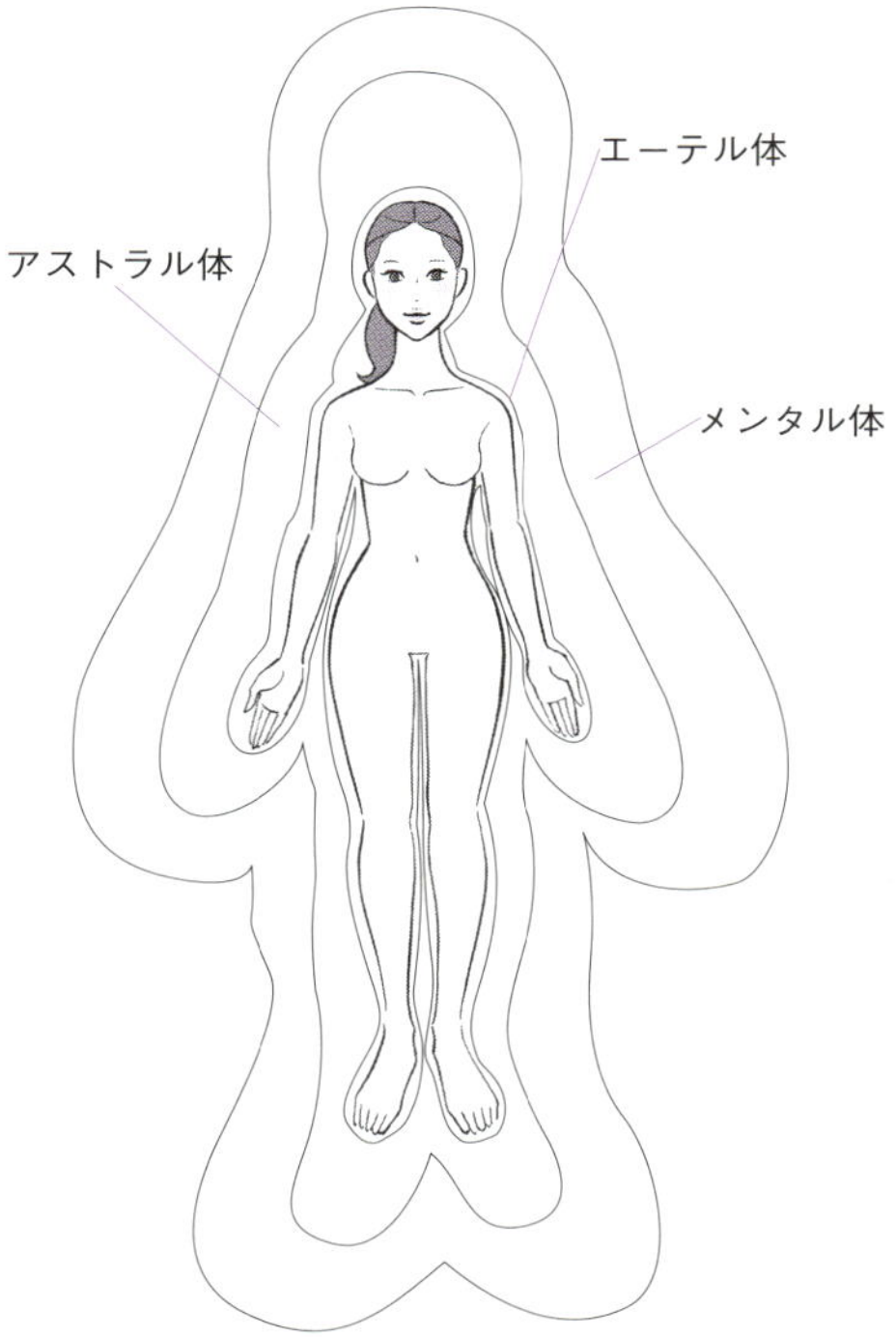

3つのエネルギー体を意識しながら瞑想してみよう

問題に向き合う瞑想

抱えている問題がある方のための瞑想法です。

違う視点で問題と向き合うために、この音瞑想をされるといいでしょう。

① 最初に自分の抱えている問題を短い言葉で紙に書き出しましょう。時間がない方は、思い浮かべるだけでも大丈夫です。

② CDトラック6をスタートします。

③ 背骨を伸ばして、目を閉じ、深呼吸します。

④ 問題をただ見つめ問題を解決した自分をイメージします。

⑤ 問題を思い出し、その問題について意識を集中させます（答えが出なくても大丈夫。意識をすることが大切

音のレシピ

ブレインチューナー（ファンド＋シータ）、ハートチャクラの音叉、ガンマ波の音叉、ソルフェジオ音叉（528Hz）

効　果

解決力、慈愛、超ひらめき

です)。

⑥もう一度問題を解決した自分をイメージします。

⑦大きく深呼吸をしてゆっくり目を開けます。

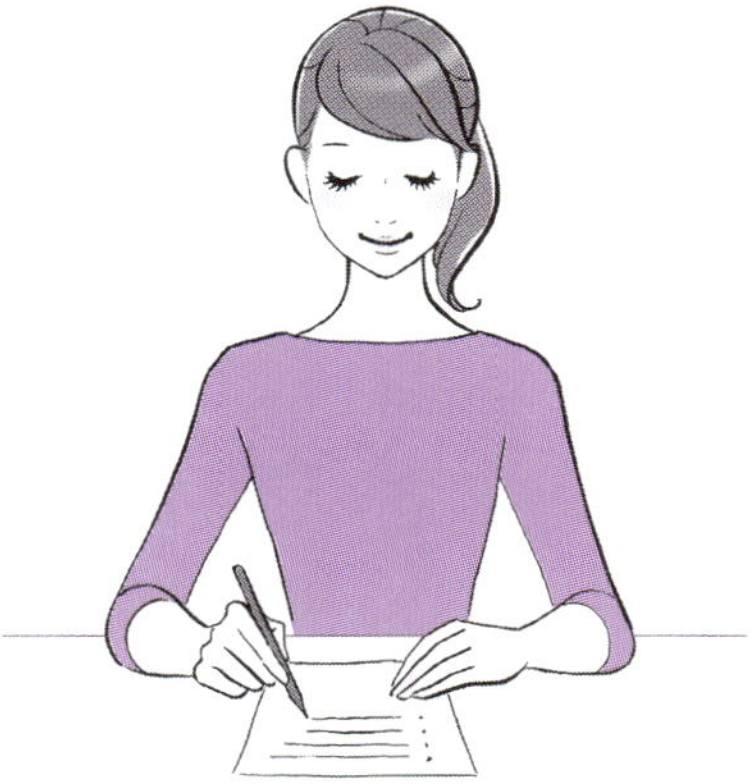

今自分が抱えている問題を書き出す

↓

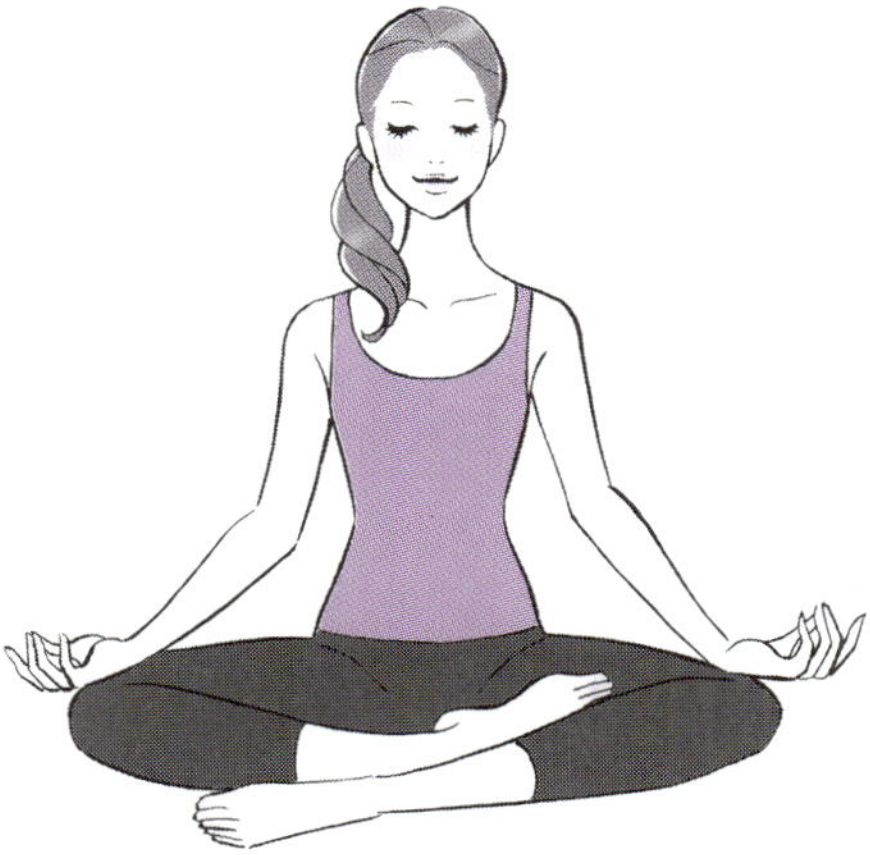

トラック6の音を流し、瞑想する

そもそも、瞑想は、問題を抱えている方にこそオススメしています。なぜなら、客観的になれ、違うサイドから物事を見ることができるからです。問題を抱える多くの人は、いろいろな方向からその問題を解釈することが難しくなっているからこそ、行き詰まりを覚えてしまう傾向にあるのです。

瞑想中に問題がどんどん変化してもかまいません。起きているすべてに意味があり、変化していくのも素晴らしいことです。

気づいたら問題がよくわからなくなっているなんてこともあるでしょう。それでいいのです。絵や映像が浮かぶ人もいます。その絵や映像から気づくことがあれば大切にしてください。

問題に対しての「今」ベストな解決方法というのは外側になく、内側の自分が一番知っているのです。自分の能力・才能をしっかり身体も心も潜在意識もわかっています。だからこそ、自分の中ですべてを考慮したうえで解決策やヒントが見えてくるのです。

何かに気づき（色・感情・方法など）、さらにそこから思い浮かぶものに現実を当てはめて、様々な発見をしてみてください。

怒りを静める瞑想

次に、**怒りを静める瞑想**です。怒りは、誰しも持つ感情です。怒りが出ないという方は、仏のような方でしょう。私もまだまだ不完全な人間ですので、時にアストラル体に支配されますし、たっぷり怒りが出てきます（笑）。

怒りを押し殺して生きてしまうのは、身体にとって毒になります。怒りを押し殺しすぎると肝臓に何かしらのメッセージが出ると古くから伝わる東洋医学では陰陽五行で教えられています。

肝臓に限らず、感情と臓器は密接に連なり合っているのです。

私たちが怒るときは、イライラしているとき、自分の思い通りにいかないとき、理解してもらえない悲しい想いがある

音のレシピ

ウィンドチャイム（月）、クリスタルボウル

効　果

感情の浄化・解放

ときなど、様々でしょう。さらに、こういった状況にあるときは、疲れが溜まっていたり、頭に血が上っていたり、心の余裕がないときが多いでしょう。CDトラック7を流して、瞑想を行ってみてください。

①背骨を伸ばし、目を閉じて、深呼吸をします。

②怒りの感情に寄り添います。ただ寄り添うだけです。「私には、今怒っている感情があるんだな」これだけです。

③「そりゃ～怒るよ、怒ってもいいよ」と気づくだけでいいのです。

④怒ったときに身体の感覚はどうかを感じます。

⑤何かしら感じた部位（キュンとするとか、苦しくなる、重くなる、緊張感、心臓のリズムなど）に手を当て、ゆったり深呼吸をします。

⑥ため息をつくように「はぁ～」と全部吐ききります（3回）。

⑦その部分に「頑張ってくれて、ありがとう」と伝え、良い方向（心地よくなる、軽くなる、緩む）になるイメージをする。もしくは、光のようにその部分が輝くようなイメージに集中します。

⑧ ゆっくり目を開けていきます。

実は、怒りのエネルギーを持っているときも、経絡のバランスが崩れています。**怒りにただ寄り添い流してあげると、感情を支配するアストラル体のエネルギーが変わり、人生がより幸せのほうに進む**のです。

ここでもう一度お伝えしますが、怒りを出さないことが素晴らしいのではありません。

人間は、誰しも怒りという感情を抱えるものです。喜怒哀楽を感じる素晴らしい才能をもらっているので、しっかりその感情を味わい、寄り添ってあげましょう。

そして、寄り添ったら、うまく手放していけばいいのです。

喜怒哀楽から学ぶこともたくさんあり成長していくものです。

苦手な相手の気持ちに寄り添う瞑想

苦手な相手の気持ちに寄り添う瞑想です。人間関係で問題を抱えていたり、苦手で付き合いづらいなという方がいたら、ぜひ取り組んでみてください。

①背骨を伸ばして、目を閉じ、深呼吸します。

②対象となる人物を思い浮かべます。イメージの中でイスを2つ並べて1つに自分、もう1つに相手を座らせてみます。

③自分が伝えたい想いや心の中で思っていることを伝えます。

④自分自身のエネルギーがスッと抜けて、相手の身体の中に入るイメージをします。相手の気持ちを

音のレシピ

ハンドチャイム（太陽、金星、水星、オームハイ、金星ハイ、木星、オーム）、ソルフェジオパイプ（417Hz、852Hz）、第2チャクラ音叉、第4チャクラ音叉、第6チャクラ音叉、クリスタルボウル

効　果

ヒーリング、浄化、問題解決、直感力の向上、客観的気づき

全身で感じ、相手がどう感じていたかをイメージして感じてみます。

⑤ また、相手の身体からエネルギー体が抜けて、自分のところに戻ってきます。

⑥ ゆったり深呼吸をして、「この方が幸せになりますように」と3回唱え、大きく深呼吸をします。

⑦ ゆっくり目を開けます。

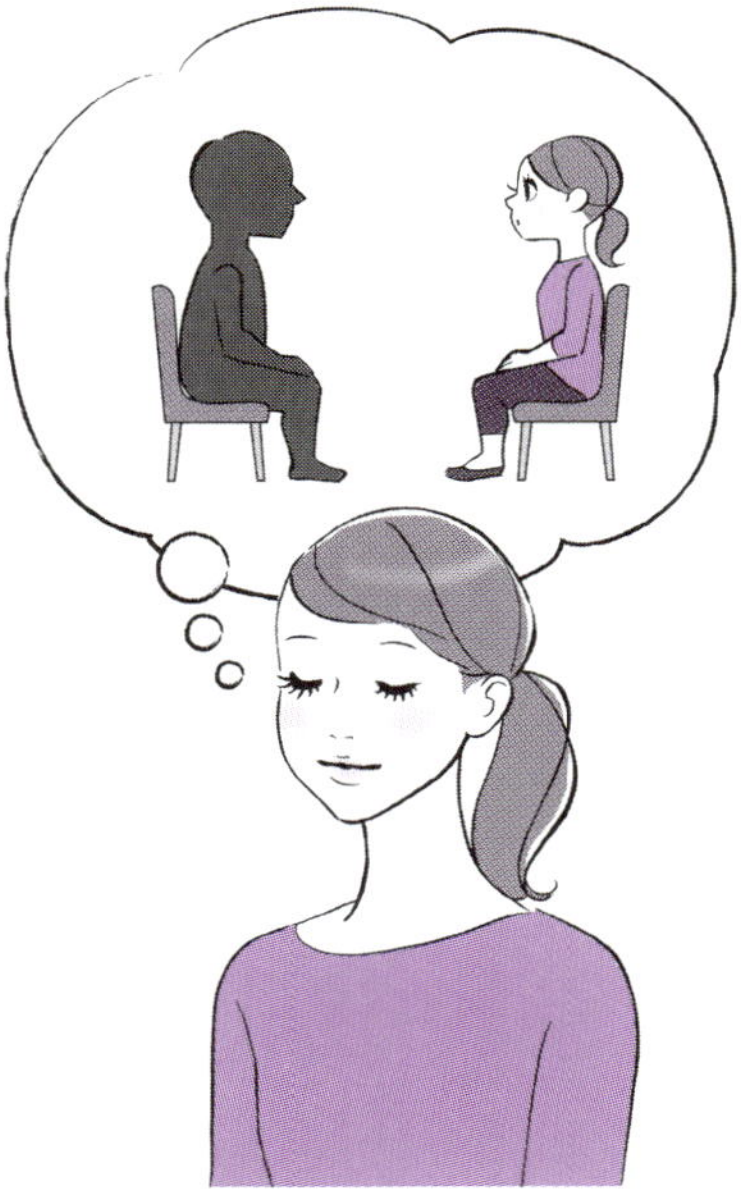

キャンドル瞑想

炎を見つめる瞑想です。 炎の瞑想が一番、誰でも簡単にできる瞑想ではないかなと感じています。

なぜかというと、人は昔から火を見ることで安心感を得られてきたからです。

火は、古くから浄化作用があるといわれ、厄払いなどでも、火を扱っているところがほとんどです。また火は、熱く、メラメラとパワフルに浄化させてくれるパワーを持っていて、キャンドルが燃焼する際に、微量の水分からマイナスイオンが発生します。プラスイオンは、血圧を上昇させ不快感を生じさせますが、マイナスイオンは、血圧を下降させ安らぎとリラックスの感覚をもたらしてくれるのです。

さらに、ゆらゆらゆれるあの動きが、f分の1ゆらぎとなり、心に快感と癒やしをもたらしてくれる最高のリズムを

音のレシピ

海の音、パイプグロッケン

効　果

リラックス、集中力向上、浄化、心を静める

持っているのです。

キャンドルは、100円ショップなどにある小さなアロマ用でも、アロマ入りでもいいです。個人的には、自然素材の優しいエネルギーを持つ大豆ワックスキャンドルや浄化作用が高まる蜜蝋《みつろう》キャンドルがオススメです。私はお気に入りのアロマのフランキンセンスを数滴たらすときもあります。

①炎を1メートルくらい離したところにセット（目線と同じくらいの高さがベスト）。
②CDトラック9をスタートします。
③背骨を伸ばし、ゆっくり深呼吸しはじめ、心を落ち着かせます。
④炎を凝視します。ゆらゆら動く炎、炎の移り変わる色、とにかく炎を眺めます。
⑤目が痛くなったら20～30秒ほど目を閉じます。閉じても炎の残像がありますので、その残像を眺めます。

⑥ 残像がなくなったら、目を開け、また炎を眺めます。

⑦ 何度か④と⑤を繰り返したあと、目を手で覆い温めます。

⑧ 何度か瞬きをゆっくりしたあと、手を外し、大きく深呼吸をしてゆっくり目を開けます。

炎に意識がいく分、雑念が入りにくいように感じます。炎という一点を集中して見つめるので、集中力を高めてくれるのです。

また、炎は第三の目を活性化させてくれるともいわれ、自分に今必要なものを選ぶ力、直観力・洞察力が高まるのです。

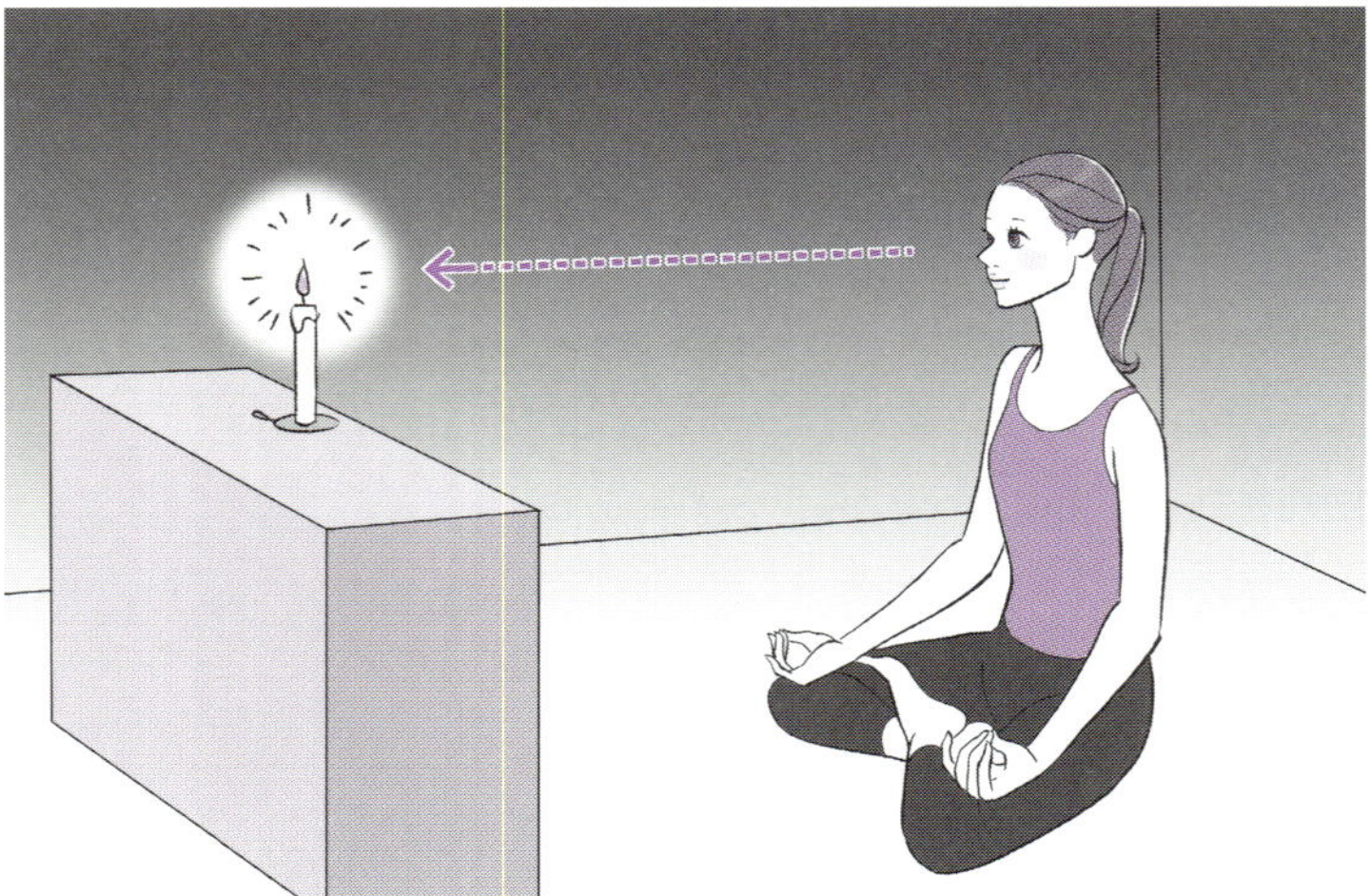

食事のありがとう瞑想

食事に集中する音瞑想です。言うまでもなく、私たちの身体は、食べたものでつくられています。だからこそ、食事はとても大切です。

この食事の音瞑想では、音を流しながら食事に意識を向けてゆっくり味わって食べていきましょう。できれば30分以上かけていただくのが理想ですが、たとえ30分が難しくても、10分でも食事を意識できればそれでもOKです。

① 食事全体を眺め、ゆっくりと1つひとつのおかずやご飯に「ありがとう」と唱えましょう。

② 一口一口をしっかり噛《か》むことに集中します。

音のレシピ

パイプ（999Hz、胃、肝臓、膵臓《すいぞう》、小腸、大腸）

効　果

リラックス、臓器活性、新陳代謝の向上、食事量のコントロール

③ 次に、喉を通り、食道を通っていくことを感じます。

④ いただいた食事により自分がさらに輝くようなイメージに集中します。

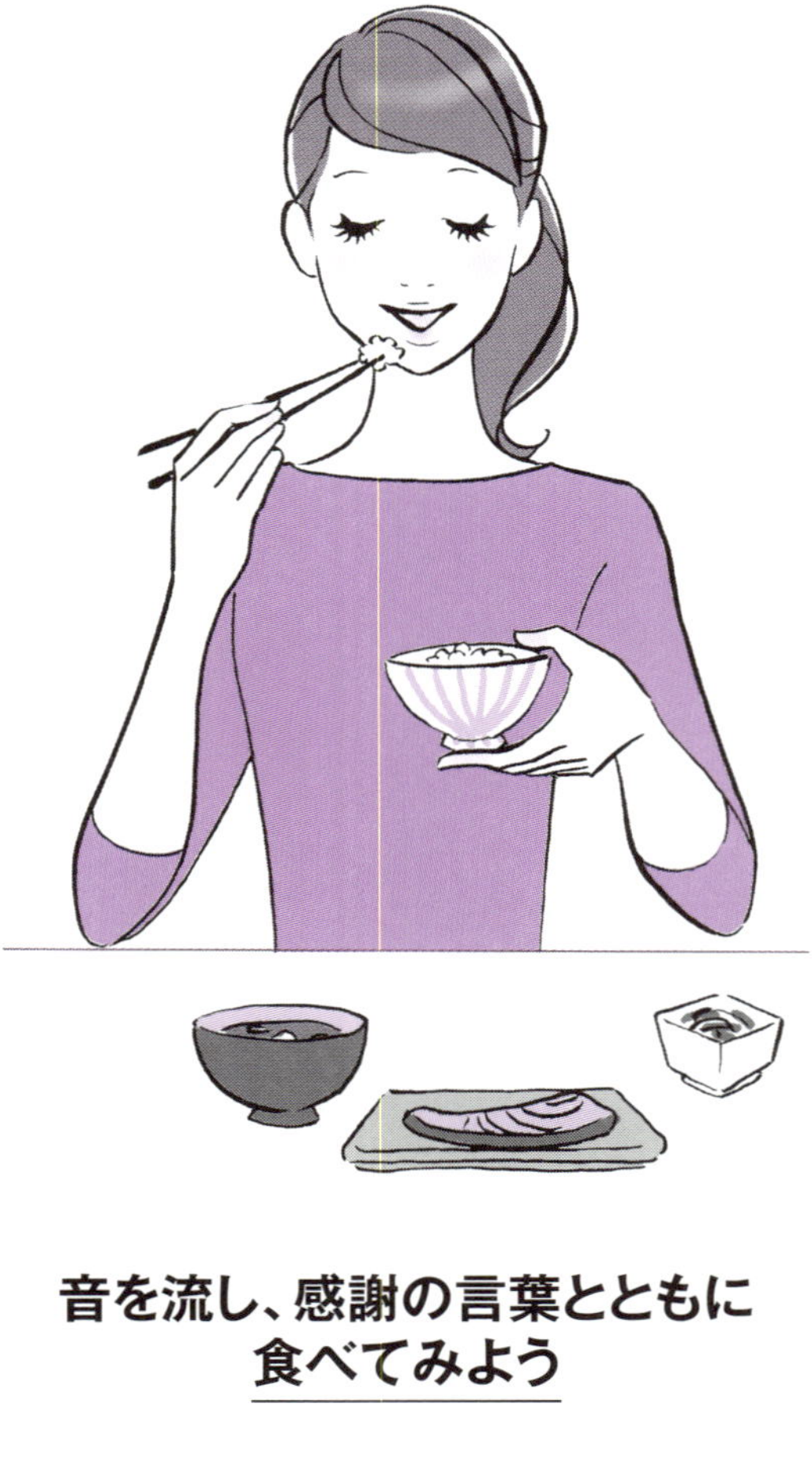

音を流し、感謝の言葉とともに食べてみよう

寝る前のベッド瞑想

質の良い睡眠をとりたい方や眠りが浅い方は、**夜のベッド瞑想**がオススメです。

寝つきが悪かったり、不眠症で悩まれたりしている方も多いかと思います。不眠症や寝つきの悪い原因として、脳が休まらずに興奮していたり、ストレスが溜まりすぎていたりする場合があります。

寝る前に瞑想をすることで、感情や思考の整理、解放が行われ、睡眠の質が上がりますし、さらに寝ているときにヒーリングや大切なメッセージが降ってきたりします。そして、寝起きも良くなり、気分良く起きられるようになります。

音のレシピ

クリスタルボウル（1～7の全チャクラ対応）、ラトル、ソルフェジオパイプ（528Hz）、ソルフェジオ音叉（528Hz）

効　果

リラックス、安眠、脳波変容

① ベッドに横になりながら、目を閉じ、ゆっくり深呼吸をします。

② 身体に必要のないエネルギーが手足から出ていくイメージをします。何度も何度も流し、どんどんクリアにしていきます。汚れている感じがあるところはどんどん流しましょう。

③ 優しい大好きな色のエネルギーに包まれているようなイメージをします。卵のように守られているイメージです。

④ 大きく深呼吸をして、目を閉じたまま、少しずつ普段の呼吸に戻していきます。

⑤ 最後に「ありがとう」と心の中で唱え、そのまま眠ってください。

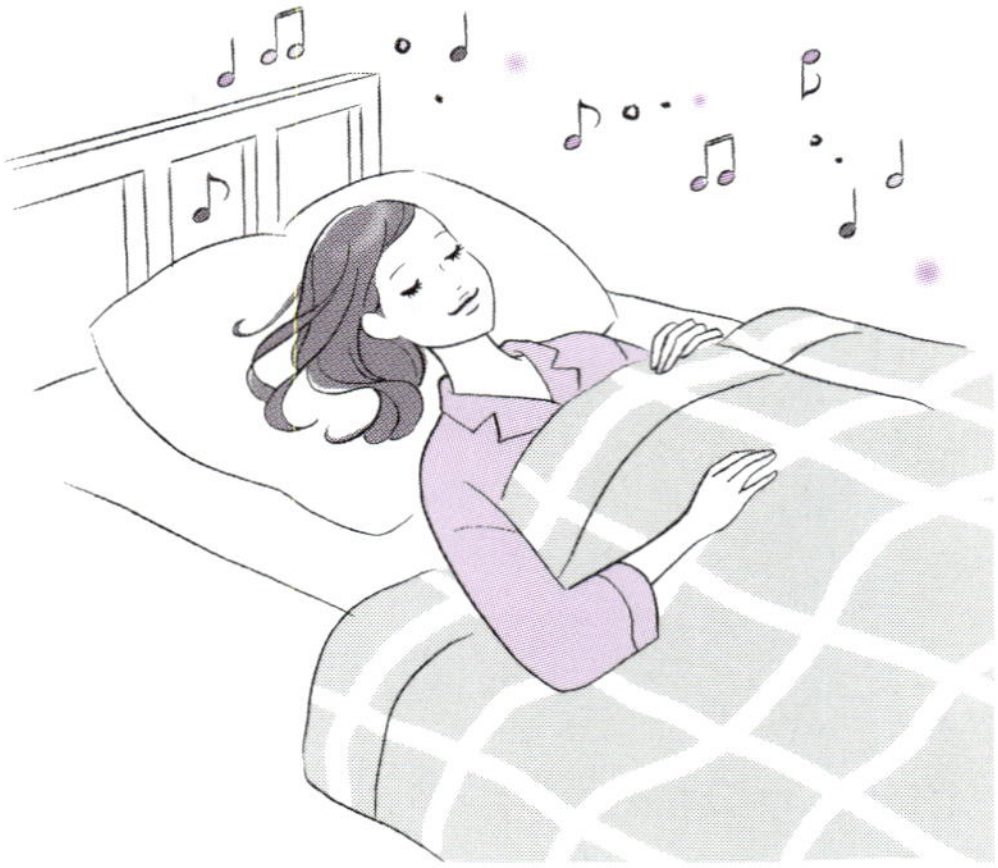

夢を引き寄せる瞑想

夢や目標などがある方は、その夢や目標に対して集中していく瞑想がいいでしょう。「イメージするものは、必ず叶う」「思考は現実化する」などといわれます。

たとえば、「○○車を購入する！」と決めた瞬間、その同じ車種の車ばかり目に入ってきて「また見ちゃった！」となったりしますよね。車でなくてもほかのものでも同じような経験はありませんか。

決めるということは、意識するということです。

意識は、エネルギーだからこそ同じもの同士を引き寄せる「**同質の原理**」により、決めた周波数と共鳴し同じ周波数がバンバンやってくるわけです。意識するとそれを現実的に手に入れる方法や手段の情報がやってくるのです。

音のレシピ

ブレインチューナー（シータ波）、ソルフェジオパイプ（528Hz）、ラトル

効　果

ヒーリング、脳波変容、引き寄せ力向上、願望実現力

① 背骨を伸ばして、目を閉じ、ゆっくり深呼吸します。
② 「夢」が手に入った自分を思い浮かべることに集中します。
③ 「なんだかわからないけど、私の◯◯の夢が叶っているみたい」と心の中で唱えてみます。
④ 身体の感覚を味わいます。心は喜んでいるか、わくわくしているかなど、具体的にイメージしてそれを感じてみます。
⑤ 呼吸に意識を向け、ただただ音楽に耳を傾けます。
⑥ 「夢」が手に入った自分をもう一度イメージします。
⑦ 大きく深呼吸して、ゆっくりと目を開けます。

この瞑想では、脳波をシータ波にし、潜在意識の中に夢をしっかり入れ込む作業をしています。私たちは、無意識の行動が約9割といわれ、その無意識の行動こそ潜在意識なのです。無意識に夢が叶いやすい方向にいくための瞑想になります。

また、夢が見つけられない人もいるかもしれません。どうやって好きなことを見つけたらいいのかわからない人もいるでしょう。

その場合は、**身近に夢を持っている人の応援をしてあげてください。**

夢を持っている人は、残念ながら一人では夢を叶えられないのです。

人が、一人でできることには限界があるもの。応援してくれる人がいるからこそ、実は夢を叶えることができるのです。

あなたの力を必要としてくれる人がいるのです。その人は、あなたが夢と出逢えたとき、あなたを必ず応援してくれます。

夢は、そう簡単に見つけられなくてもいい。あせらなくてもいい。

どうか、「今」夢がないことに苦しまないでください。「今」はなくても「これから」はたくさんの選択枠がある楽しみを感じていただきたいです。

水星の逆行瞑想

各天体（月・太陽・火星・水星・木星・金星・土星・天王星・海王星・冥王星）ごとに得意な分野があります。なかでも水星は、情報や伝達の星で、知性やコミュニケーションを司っています。とっても頭の良い星なのです。

この水星が逆回りし出すタイミングがあるのです。水星の逆行とは、まるで水星が地球から見ると逆行しているように見えることをいいます。水星の公転軌道が逆方向に動き出すことではないので、驚かないでくださいね。

地球よりも水星のほうが早く動いているので、水星が地球を追い抜くときに、地球から見ると逆行しているように見える錯覚のようなものです。

音のレシピ

ハンドチャイム（水星）、ラトル、ソルフェジオ音叉（528Hz）、チャイムバー（マーキュリー）、チャイムバー（第5チャクラ）、チャクラパイプ（第5チャクラ）、コカリナ

効　果

エネルギー改善、浄化、肉体解放、バランス調整、コミュニケーション力

そうすると、地球は錯覚して「あれ!?」っとなり、本来持つ水星の特質のバランスが崩れやすくなるという現象が起きます。

たとえば、次のようなことが起こりやすくなります。

・コミュニケーションがスムーズにいかなくなる
・電話、メール、ネットなどの通信トラブルが起きやすくなる（返事がこないなど）
・電化製品にトラブルが起きやすくなる（不調・故障など）
・物事がスムーズに進みにくくなる・停滞する・振り戻される
・交通機関にトラブルが起きやすくなる（遅延など）

もちろん、悪い意味が前に出てしまいがちですが、悪い面だけでなく、良い面も持っています。

原点に戻り再度考える良い機会であったり、見直す良い機会であったりもします。

そのため、久しぶりに懐かしい人から連絡が来たり、以前動けなかったことに再度取り組める機会となることもあります。

「バランスが崩れやすいな～」と感じるときにこそ、水星の逆行瞑想を行ってみると良いでしょう。

水星から本来入ってくるエネルギーのバランスが崩れてしまうのであれば、水星の音でエネルギーバランスを調整してあげればいいのです。音は、自動スイッチで、過剰なものや不足なもののバランスを整えてくれる作用がありますから、CDのトラック13を流してゆったりと瞑想してみてください。

① 背骨を伸ばして、目を閉じ、深呼吸をします。口角を割りばし1本入れたくらいにニコッと上げます（口角を上げることで経絡の流れが良くなる）。
② 呼吸に意識を集中させます。
③ 音を聴きながらしばらく呼吸を意識。この間にいろいろ出てきてもOK！
④ 大きく深呼吸をして、ゆっくり目を開けます。

宇宙と大地のトーラス瞑想

エネルギーには、流れる方向や流れ方の性質などがあります。

トーラスとは、あらゆるものの基本構造でエネルギーの流れを表し、まるで、リンゴの形そのもののようで、穴の開いたドーナツのようでもあります。

回転をしたり、循環をしたり、らせん状のようだったり、渦を巻いていたりします。

トーラスのエネルギーの流れ方は、一方から流れ込み一方から中央を回り、もう一方の端から出るといった自然の基本の形といわれます。

音のレシピ

チャイムバー（アース、サターン、サン、ジュピター、ネプチューン、ビーナス、プルート、マーキュリー、マーズ、ムーン、ユラナス、第1チャクラ、第2チャクラ、第3チャクラ、第4チャクラ、第5チャクラ、第6チャクラ、第7チャクラ、チャクラパイプ第2チャクラ、チャクラパイプ第4チャクラ、チャクラパイプ第6チャクラ）

効　果

エネルギー改善、チャクラ活性、心身解放、脳波変容、エネルギー体の調整、グラウンディング

トーラスのエネルギー

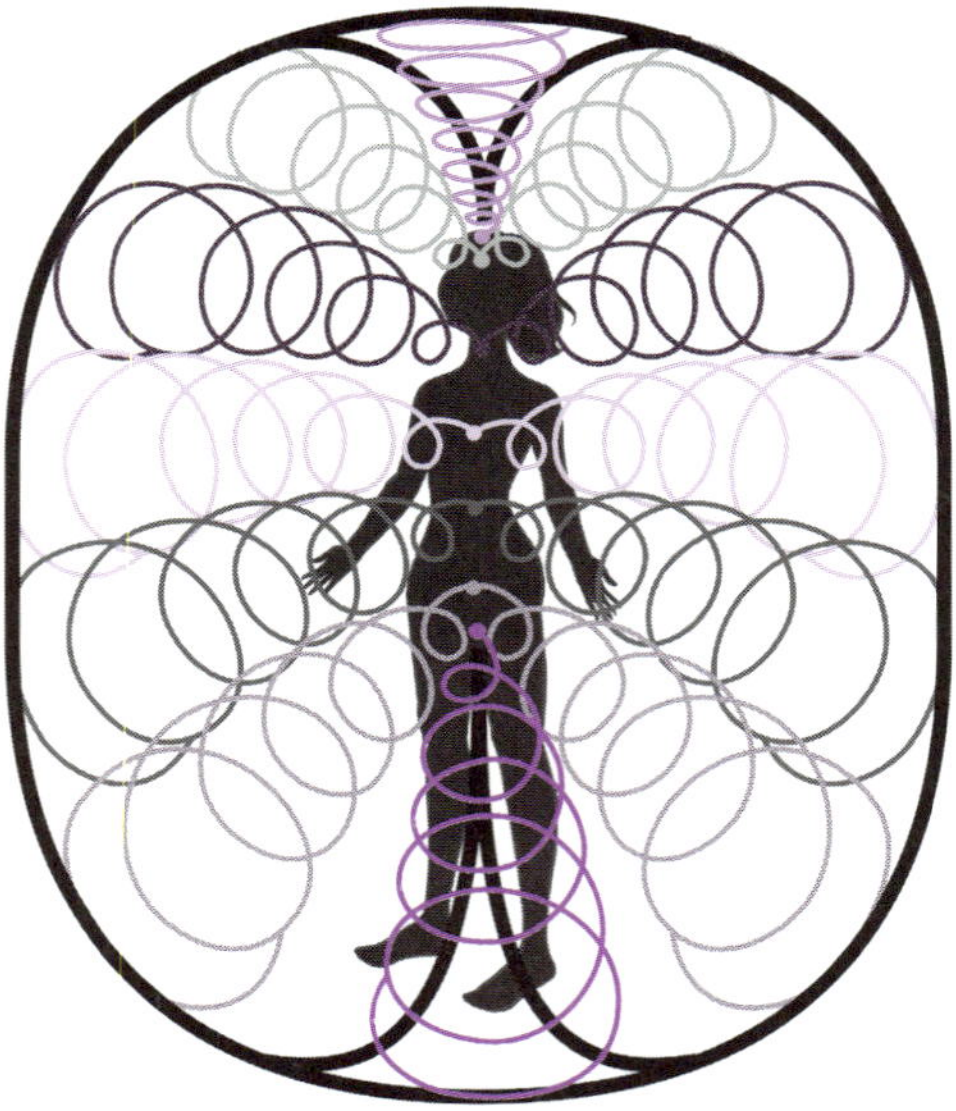

森羅万象の基本となるエネルギーの流れ。リンゴの形そのもののようであり、エネルギーが回転、循環、らせん状に渦を巻いている。

**あらゆるエネルギーポイントから
らせん状にエネルギーが出入力される**

右の図を分解すると……

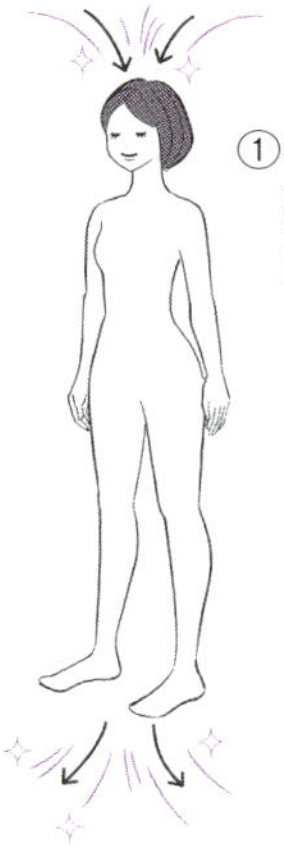

①宇宙のエネルギーが頭の上から足元へと流れ、循環している

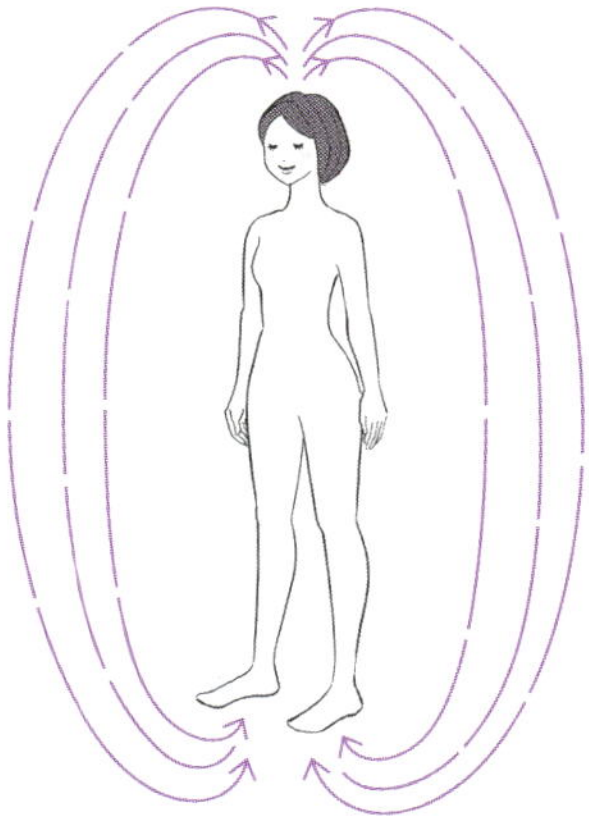

③頭から出ていったエネルギーがトーラスの流れに従い足元から再び流入する

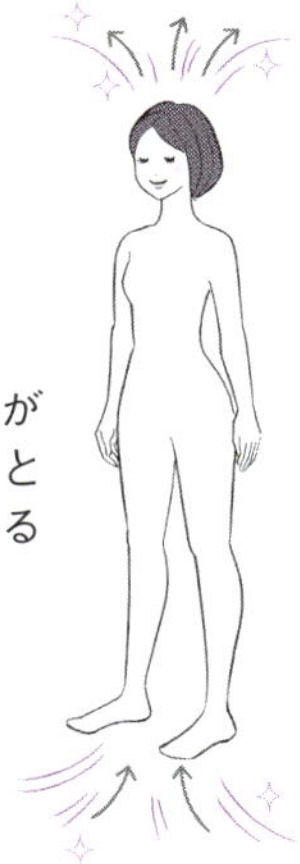

②大地のエネルギーが足元から頭の上へと流れ、循環している

④身体の前から後ろ、後ろから前へと、エネルギーが循環している

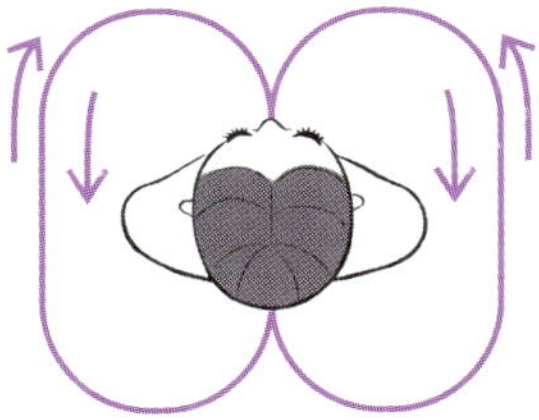

宇宙からのエネルギーと
大地からのエネルギーも入ってくる

私たちの周りには、当たり前のようにありすぎて気づいていない、とても不思議で神秘的なことがいっぱいあります。

たとえば、お花が開くのも内側から外側に向かって花びらを開いていきますし、蕾《つぼみ》はまるで渦を巻いているようでもあり、カタツムリが背負う殻は、なぜか渦を巻いていますし、地球も惑星も回っていますし、竜巻も渦を巻いています。

さらに、私たちはその形とよく似たものを身体の中に持っています。たとえば、耳の奥にある音のセンサーでもある蝸牛《かぎゅう》と呼ばれるところです。宇宙がつくり出す形や流れはとても神秘的なものです。

自然な神秘こそ、ものすごくパワフルなエネルギーが流れています。自然で神秘な流れを取り込み、通し、循環させながら瞑想を行っていきましょう。

私たちの身体の真ん中には、地球のエネルギーと神秘な高次のエネルギーが上下に通り続けています。

さらに前後にらせん状に吸収・排出しているエネルギーの流れもあり、身体の左右に流れるエネルギーもあります。

私たちの周りにたくさんのエネルギーの流れがあることで癒やし・解放・活性化が上手になされるようになるのです。

トーラス瞑想による自然な神秘の力を取り入れることで、肉体も精神も、もともとすでに持っていた才能・個性を大切にし直すことができるのです。輝きながらあなたらしさが戻ってくる瞑想法です。

① 背骨を伸ばして、目を閉じ、深呼吸をします。
② 音を聴きながらしばらくゆったり深呼吸。自分はリンゴの芯《しん》の中にいるようなイメージで、様々なエネルギーが流れ、循環しているのを感じます。
③ 大地からエネルギーが足から入り、頭に抜けていくイメージをします。
④ 宇宙からのエネルギーが頭から入り、足に抜けていくイメージをします。
⑤ らせん状のエネルギーが7つのポイントから流れ、循環していき、宇宙と大地のエネルギーを受け取りよりパワフルに輝いていくのをイメージをします。
⑥ 大きく深呼吸をしてゆっくり目を開けます。

第4章

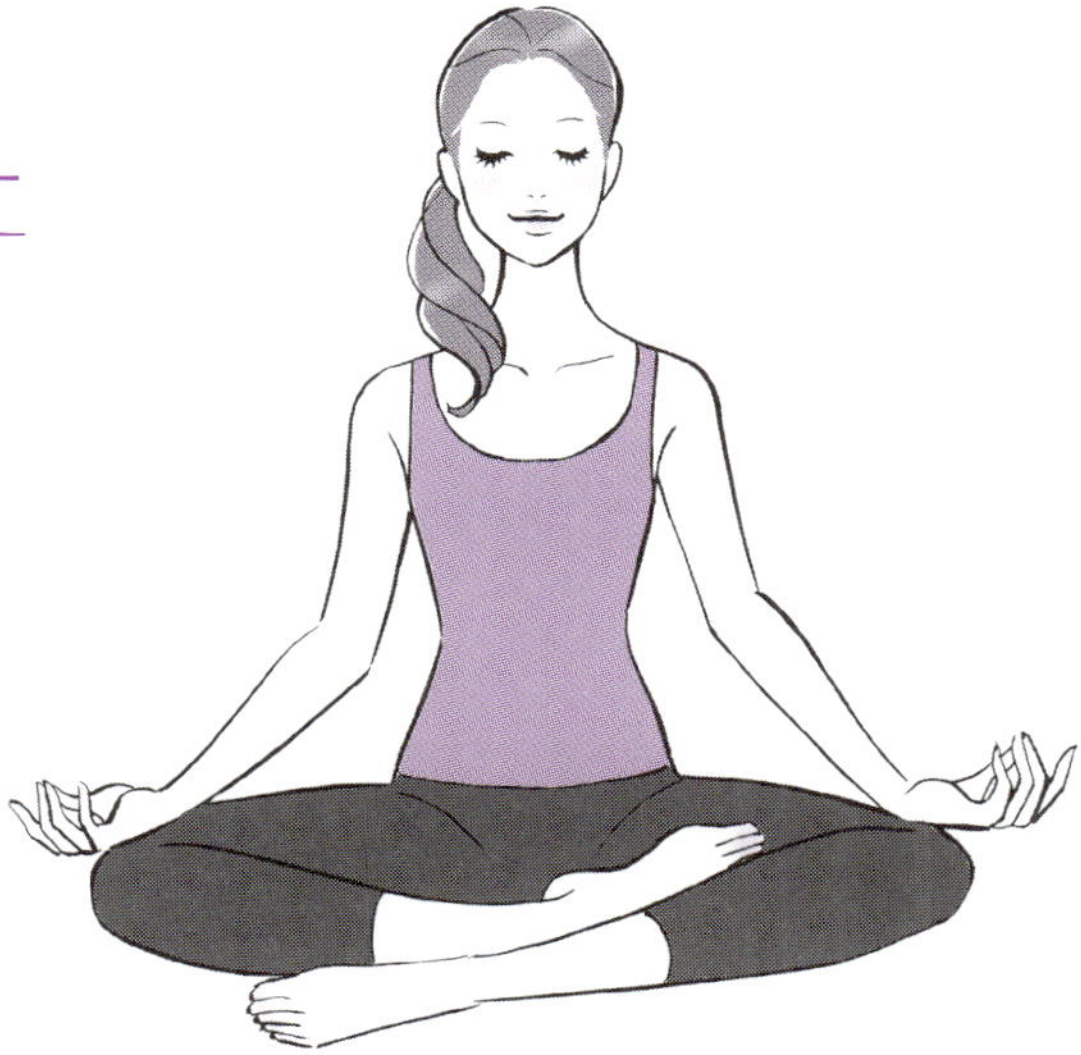

声瞑想のやり方

声瞑想を始めてみよう

声瞑想は、音を聴きながら声を出していく瞑想です。

吐く息に合わせ声をのせることで、体内に溜まった不必要なエネルギーも一緒に出ていってくれます。声は、わだかまった感情も、不必要なエネルギーをも吐き出してくれる最高のツールなのです。

声の中には、たくさんの倍音が含まれています。どんな人もたくさん倍音を持っていて、この倍音により一人ひとりが個性のある素敵な音色の声になるのです。一人ひとりが持つ倍音の個数は異なりますが、訓練やちょっとしたコツさえつかめば倍音を豊かにすることは可能です。

倍音が身体に与える効果はたくさんあります。

①細胞に音の振動が届き、高い癒やし効果がある

②自律神経を安定させる効果がある

③ 脳を活性化させる効果がある
④ 心身をリラックスさせる効果がある
⑤ 微細な周波数の波によりクリアリングする効果がある
⑥ 脳波をシータ波に導き、夢の実現に効果がある

この瞑想でも一番大切なのは、リラックスしていることと、呼吸です。

声による倍音効果でリラックスし、さらに、声を吐く息にのせ出しきることで、自然と腹式呼吸になりゆったりとした呼吸になります。

つまり、声を出すことで両方の問題を簡単にクリアすることができるのです。また、声瞑想の最大のメリットは、「無になれない」という瞑想の難しいところを簡単にクリアできることです。

声を出すことは、解放にもなり、心を開くことにもなります。

これからご紹介する7つの声瞑想にぜひ取り組んでみてください。

アオウエイの心身浄化瞑想

母音の「アイウエオ」を使って心身を浄化するパワフルな瞑想を行っていきます。
「アイウエオ」という母音にはそれぞれパワーがあります。

ア……愛、新しいスタート、道を切り開く、広める、明るい、天

イ……命、生きる、輝く、意思、奇跡、行く、流れ、イキイキ、火

ウ……運、内側、嬉しい、生み出す、決意、根源、意志、表現する、結

エ……枝分かれ、選択、得る、縁、描く、発展する、成長、進化、水

音のレシピ

海の音、ティンシャ、シンギングボウル、チャイムバー

効　果

心身浄化、邪気払い

オ……落ち着き、穏やか、安定、大きい、維持、思いやり、感謝、地

母音を発声するときは、「ア→オ→ウ→エ→イ」の順番で行ってみましょう。

これは自然な口の形の流れで生まれるものであり、神道に伝わる悪霊祓いとしても使われます。古神道では、私たちが普段使っている五十音の「アイウエオ」が「アオウエイ」の順になっているのです。

何か嫌なことや、イラっとしたことがあったときは、「ア→オ→ウ→エ→イ」で心身の浄化を促しましょう。

① 背骨を伸ばし、目を閉じ、ゆったり深呼

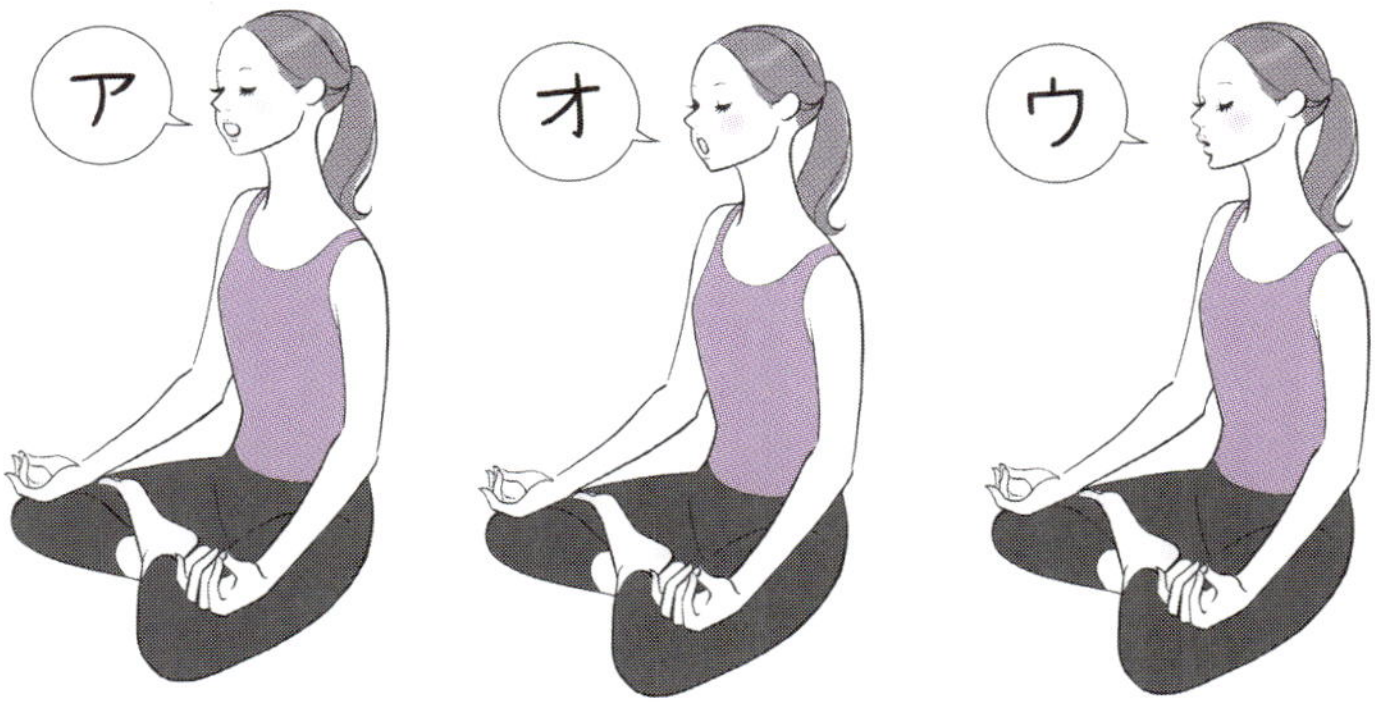

吸をします。
② 吐く息と一緒に、「ア〜〜」ともう限界というところまで声をのせていきます。その後、鼻から空気を吸い上げます。
③ 同じ要領で、「オ〜〜」「ウ〜〜」「エ〜〜」「イ〜〜」と続けて声を出していきましょう。
④ これを何度か繰り返します。
⑤ 大きく深呼吸し、目を閉じたまま身体の感覚に意識を集中させます。
⑥ ゆっくりと目を開けましょう。

聖なる音のOM《オーム》チャンティング瞑想

OM（オーム）とは、すべてを表すシンボルともいわれ、OMと書いたり、AUMと書かれたりします。聖なる音ともいわれ、音叉でもグラウンディングに使用したり、不調和を調整し調和に導いてくれたりするため、全身にあてることが可能な**万能な周波数**です。

ビッグバン理論では、宇宙には始まりがあり、爆発のちに膨張して現在のようになったとされていますよね。この爆発のときの音が、オームだったといわれ、**宇宙の始まりの音、宇宙や地球の根源の音**とされています。

OM（AUM）は、（A）創造、（U）維持、（M）完成・破壊、また新しい創造を生み出します。また、過去・現在・

音のレシピ

山の音、チャイムバー（アース）、ハンドチャイム（オーム）、音叉（オーム）

効　果

心身浄化、エネルギー改善

未来を同時に含み、すべてであるとされ、さらに超越する存在だとされています。

リラックスした状態で、音の振動が下（お腹）から上（眉間《みけん》）に向けて上がっていくように「オームー」と発声してください。インドの発音では、「A」と「U」を合わせると「O」になります。

「オームー」と発声するだけで末梢《まっしょう》神経や脊髄《せきずい》や脳の中心を刺激します。

このOM瞑想は、OMチャンティングともいわれ世界中で行われているマントラ瞑想です。時間も45分であったり、108回唱えるものであったりと様々です。108回というのは、ヨガでは不思議な力を持つ神聖な数と信じられていて、108回行うことで自分と向き合え、自分の中にあるエゴを1つひとつ清めていく時間となるとされています。

日本でも除夜の鐘が108回ですが、人には108個の煩悩があるとされ、除夜の鐘の音は、その煩悩をすべて取り除き、新しく清らかな心で新年を迎えるという意味で鐘をつくのです。

OMを108回唱え続けることで、良いも悪いも関係なく、いろいろな気づきや感謝が生まれるかもしれません。OMは、眉間のエネルギーとも関係していますので、必要なものを選ぶ力や成功に必要なパワーも与えてくれます。

「オーム」という響きに神秘のパワーがあり、調和をもたらしてくれます。

CDトラック16をスタートし、自分が無理なくできる回数で試してみましょう。

①背骨を伸ばし、目を閉じて、深呼吸をします。

②少し呼吸を意識していきます。

③吐く息に合わせ、「オ〜〜〜ム（ン）〜〜〜」と発声していきます（そのとき舌は上あごにくっつけます）。

④鼻から息を吸って、また吐く息に合わせ「オ〜〜〜ム（ン）〜〜〜」と発声するのを何度か繰り返します。

⑤大きく深呼吸をします。身体に意識を向け身体の中で音が響いているのを感じてみます。

⑥ゆっくりと目を開けます。

CDトラック 17

DNAを修復する528Hzの瞑想

私たちの身体には、約60兆もの細胞があります。DNAは、遺伝子情報をのせた物質のことで、まさに私たちの身体の設計図のようなものなのです。

愛の周波数ともいわれる528Hzは、DNAの修復、奇跡を起こす周波数として知られています。

528Hzは、7色の虹《にじ》の緑色の波長と同じで、さらに、π（パイ）・φ（ファイ）の基礎となっているともいわれ、神秘的な数字の意味を持つものです。誰かを愛したときに感じるほっこりとした温かい感情、心から人を愛すると振動する波が「528」といわれたり、5＋2＋8＝15、1＋5＝6の「6」の意味する慈愛のパワーが入るため、

音のレシピ

山の音、ソルフェジオパイプ528Hz、チャイムバー528Hz、DNAチューナー（537.8Hz、545.6Hz、543.4Hz、550Hz）

効　果

心身疲労回復、感情解放

528Hzは愛の周波数の音だともされています。

この音を聴くことで、肉体的・精神的な癒やしが起こり、DNAが修復されDNAが輝き出してくれるといわれています。自分を愛することができ、ご先祖様のおかげで今の自分があることに感謝でいっぱいになる瞑想なのです。

①背骨を伸ばして、目を閉じ、深呼吸します。
②音を聴きながら自分の細胞、DNAが修復されていくイメージをしてみましょう。
③ただあるがまま音を感じて、音に身を委《ゆだ》ねてみてください。
④自分自身が愛のエネルギーで包まれるイメージをします。
⑤今ここにいる自分に「ありがとう」のエネルギーを送ります。
⑥ご先祖様に「ありがとう」のエネルギーを送ります。
⑦最後に大きく深呼吸をして、目を開けましょう。

低音による肉体解放瞑想

身体に響きやすい音程というものがあります。様々な音程の声を出しながら身体を手で触れるとわかりやすいのですが、低音は身体の下側に響き、高音は身体の上側に響きます。

下側に響くことで、会陰のエネルギーや丹田のエネルギーが増幅し、流す力が高まります。 今日一日の肉体的な疲れをとりたいなと感じるときや、何か嫌なエネルギーを流したいときにもオススメです。

① 背骨を伸ばして、目を閉じ、深呼吸をします。

② 吐く息に合わせ、自分が出せる範囲でかまいませんので、一番低い音程の声を出してみてください。全身から必要のない黒いエネルギーが出ていくイメージで、

音のレシピ

海の音、パイプグロッケン

効　果

肉体解放、疲労回復、ヒーリング

発声が「もう限界」というところまで出しきります。そのあと鼻からキラキラとした空気が入ってくるイメージをして、吸い込みます。

③ ②を何度か繰り返していきます。

④ 声を出すのをやめて、身体の感覚を味わい、呼吸に意識を集中させます。

⑤ 大きく深呼吸をして、ゆっくり目を開けます。

大きな声を出さなくてもOKです。小さな声でダースベイダーのように出していただいてもOKです。

苦しくない声の出し方が大切ですので、むせてしまうような苦しいやり方ではなく、苦しくなく声を心地よく出せる一番低い音で肉体の解放を行っていきましょう。

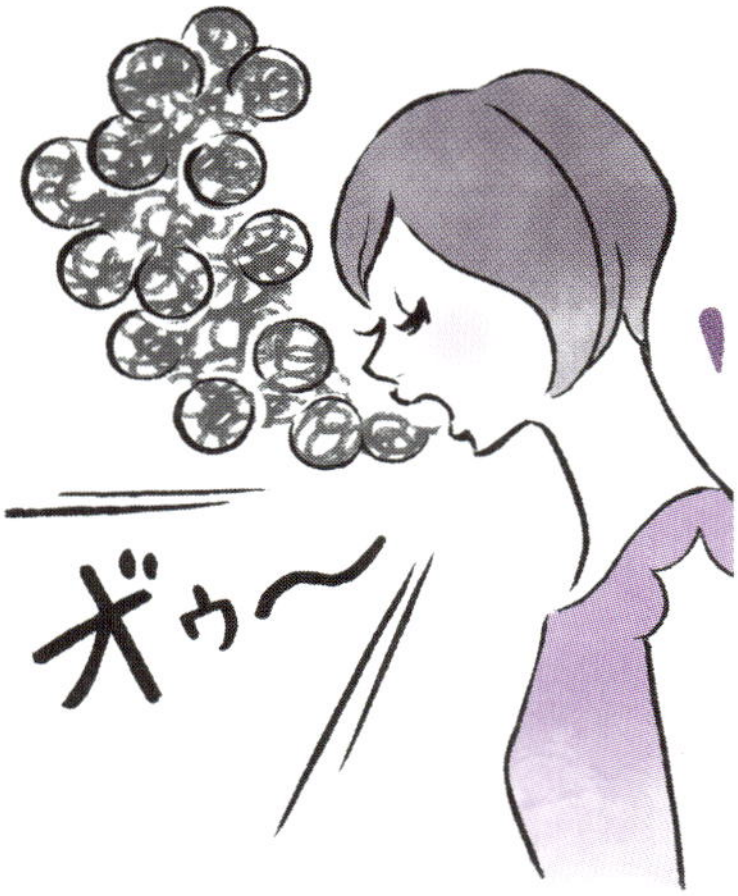

ハミング高音による覚醒瞑想

ハミングの瞑想は、思考を完全にストップさせることができる画期的な瞑想法です。

ハミングは、基本的に口を閉じるといわれますが、私の場合は、ほんの少し軽く口を開けて「フゥ〜〜〜」と歌うような感じで行います。

口を開けることで音色が広がりやすく、脳内を覚醒しやすくなります。声のエネルギーが脳内や全身を駆け巡り、数分間ハミングを続けているだけで陶酔感をもたらします。口を少し開けることで陶酔感が高まるのを感じるはずです。

苦しくない音程で、自分の出せる一番高い音程にチャレンジしてみましょう。裏声になってもOKです。音程が高ければ高いほど高周波と呼ばれる周波数になり、脳の覚醒度合い

音のレシピ

山の音、ハンドチャイム（ビーナス）

効　果

覚醒

が高まります。

これを行うと数分で脳がトロけてくるような感覚になるのですが、このトロけている感覚は脳が休まっているサインなのです。

① 背骨を伸ばして、目を閉じ、深呼吸をします。

② 吐く息に合わせ、自分が出せる範囲で、一番高い音程でハミングをしてみてください。発声は、もう限界というところまで出しきります。その後鼻からキラキラな空気を吸い込みます。

③ ②を何度か繰り返していきます。

④ 声を出し終えたら、身体を少しブルブルふるわせて、声のエネルギーをさらに全身に、足のつま先や手の指先など、ありとあらゆるところに届けましょう。

⑤ 大きく深呼吸をして、ゆっくり目を開けます。

満月瞑想

月の満ち欠けは自然な動きであり、自然な生き物である私たちに影響を与えてくれます。

月のパワーを少し上手に使うだけで、自然な生き物である私たちが自然な流れに沿って、グングンうまく動き出すのです。さらに、満月や新月のときは、月の引力が強くなり、満月と新月の特質を活かしたエネルギーも大きく動き出すのです。

月は、太陽の光を反射して夜空に美しく輝き、私たちの前に現れてくれます。満月は、地球を挟んで太陽と月が反対側にある状態なため、光の反射する範囲が大きくなり丸い月が地球から見えます。月がスポットライトを浴びた状態で、まさに、目で見える現実や肉体と同じなのです。

音のレシピ

海の音、ハンドチャイム（満月）、ラトル、クリスタルボウル、ウィンドチャイム（月）

効　果

覚醒、浄化、引き寄せ力向上

満月時は、月の引力と太陽の引力の両方の影響を受けています。膨らみ、弾《はじ》ける作用もあるため、暴飲暴食や衝動買い、事故や事件、イライラ、むくみやすい、身体がだるくなるなど目に見える形でその影響が出てきやすい時期だったりもします。すでに抱えているストレスや感情が、弾けるようにドバッと出てきやすいのです。

満月に赤ちゃんが生まれやすいなどということも聞いたことがあるのではないでしょうか。まさに誕生、この世に肉体を持ちながら弾け、スポットライトを浴びる瞬間なのかもしれませんね。

満月のときには、感情も高まりやすいからこそ、衝動的な行動に出てしまい、上記に挙げたような嬉しくないことが起こりやすくなります。

不安や憂鬱《ゆううつ》な気分も満月のように膨らみますが、逆をいえば、楽観的な方は気分がさらに高揚していきます。

月の満ち欠けは、脳にも影響を与えると医学博士の角田忠信教授は論述しています。角田教授は、周波数など何かしらかにより左脳と右脳が逆転するということを研究・論述されており、とても興味深いものでした。

人は、右脳で非言語音を聴き、左脳で言語音を聞いています。日本語を母国語としている人に限られる反応ではありますが、左脳を緩めると非言語を聞く領域が右脳から左脳に移るという逆転が起こったのです。特に、満月のときに逆転の現象は最も長く続いたと述べられています。

普段は理性が働くのですが、逆転してしまう満月のときは、感情で動きやすくなるのだと考えられます。

満月は、始まりの新月から完成・達成へと導いてくれます。形になって目に見えやすかったりするので、築き上げてきたもの（たとえば、新月で願ったことなど）を再確認したり、手放したり、今あるものに感謝をする良いタイミングです。

① 背骨を伸ばして、目を閉じ、深呼吸をします。口角を割りばし1本入れたくらいにニコッと上げます。胸に手を当て、「手放すものがある？」と問いかけます。

② 吐く息に合わせ、CDから流れる満月のハンドチャイムの音程に合わせ、

ハミングをしてください。発声は、もう限界というところまで出しきります。

③ 声を出すのをやめて、深呼吸に意識を集中させます。鼻から美しい満月の光のエネルギーをたっぷり含んだ空気を吸い込みます。

④ 大きく深呼吸をして、「私は手放す準備ができています。ありがとう」と心の中で唱えてゆっくり目を開けます。

新月瞑想

新月は、太陽と月が同じ方向にあるので、月が当たる太陽の光が地球からは見えず、そこにあるのに見えない、まさに目で見えない精神的なものと同じなのです。

新月のときも満月のときと同様に、感情のバランスが崩れやすくなります。見えないけれどそこに存在する新月時は、スピリチュアリティーが高まるため、感覚がとても研ぎ澄まされやすい時期です。

その分、小さなことを気にしやすくなってしまったり、些細《ささい》なことにイライラしてしまったりします。心身も緊張・不安が高まってきやすいので、心も身体も解きほぐし、浄化してあげるといいですね。

音のレシピ

海の音、ハンドチャイム（新月）、ソルフェジオパイプ852Hz、チャイムバー（新月）、ラトル、クリスタルボウル第6チャクラカラー、チャイムバー（ムーン）

効　果

引き寄せ力向上、心身の解放、エネルギー改善、浄化、むくみを流す

新月は、新たな始まり、スタートのタイミングです。浄化作用が最大に働く日でもあり、リセットしたい日などにもオススメです。

さらに、願望達成にも最適な日なので、瞑想をする前に「近い未来」と「遠い未来」で叶えたいことや引き寄せたいことをそれぞれ3つ、紙に書き出しておくと良いですね。ただし、ある時間を避けてお願いごとをしていただくのがオススメです。

ある時間とは、ボイドタイムと呼ばれる占星術の世界から生まれた考え方で、空白の時間とも呼ばれます。

このボイドタイムとは、月のエネルギーが遮断され、パワーを最大限に受けにくくなってしまう時間です。人間の無意識に影響を与え、思考力や判断力の低下によるミスを誘発や何をしてもうまくいかない状況が増えるタイミングだと言われます。

レーガン元大統領の奥様は西洋占星術を学ばれていたので、このボイドタイムを避けて会議を行っていたともいわれます。せっかくのお願いごとですので、ボイドタイムを避けた月のパワーを最大限に活かせる時間に行ってみるといいでしょう。

ボイドタイムは毎年変わってしまうたここには書ききれません。ご興味がある方は、インターネットなどで調べてみてください。

① 背骨を伸ばして、目を閉じ、深呼吸をします。口角を割りばし1本入れたくらいにニコッと上げます。お腹に手を当て、「どんな新しい自分になりたい？」と心に聞いてみます。

② 吐く息に合わせ、CDから流れる新月のハンドチャイムの音程に合わせ、ハミングをしてください。発声は、もう限界というところまで出しきります。その後、神聖な新月のエネルギーをたっぷり含んだ空気を鼻から吸い込みます。

③ 声を出すのをやめて、呼吸に意識を集中させます。

④ 音を聴きながらしばらく呼吸を意識。この間にいろいろ出てきてもOK！

⑤ 「これまでの自分にありがとう」「これからの自分にありがとう」と心の中で唱えて大きく深呼吸をして、ゆっくり目を開けます。

第4章

声瞑想のやり方

おわりに

最後まで読んでいただき、ありがとうございました。いかがでしたでしょうか？

この音瞑想は、現実をより素敵にしてくれる瞑想で、心と身体の本来の健康を導いてくれる最高のツールだと感じています。あなたを内側から必ず輝かせてくれ、輝く波動が外にも流れ、あなたが望む豊かさの波動を呼び寄せてくれると信じています。

エネルギーやヒーリングなどの勉強を深める度に「瞑想の大切さ」を再認識します。瞑想は、あなたが幸せになるために生まれてきたこの人生、「こっちへ行ったほうが良いよ〜」と導いてくれる上からのエネルギーをより通りやすくしてくれます。

あなたが求めている気づきや思考力や生き方や使命感は、瞑想が強い味方になり、あなたの背中を優しく押しくれます。「しなきゃいけない」とは思わず、気楽に瞑想を生活に取り入れてみてください。続けられなくてもOK、やりたいときだけでもOK、続けられたら「ヤッタ～」と、こんな軽やかな気持ちでいいのです。

この本とCDが、あなたの望む人生を手に入れるお役に少しでも立てれば幸いです。

こうして繋がってくださいましたご縁ある皆様に、感謝の気持ちを込めて、3回届く「軸がさらに輝き出すパワーメッセージ&音源」の無料プレゼントをさせていただきたいです。よろしければ受け取ってくださいませ。

https://88auto.biz/soundheart/touroku/entryform5.htm

この本を出版するにあたり、惜しみなくご尽力くださった編集の鹿野哲平様、フォレスト出版の皆様、音楽制作に力を貸してくださった原田朋之様、NICO様、サチホ様、かずよ様、書籍のデザインをしていただきました小口様、三森様、山之口様、ステキなイラストを描いていただきましたスギザキメグミ様、本当にありがとうございました。心より感謝申し上げます。

サウンドヴォイス・セラピスト養成講座の皆様、クライアント様、ワークショップやセミナーに参加してくださった皆様、メルマガやブログやフェイスブックの読者の皆様、いつもたくさんパワーをいただいております。本当にありがとうございます。

いつも温かく見守り支えてくれる家族に心から感謝しています。
この本を手にしてくれたあなたに、心からありがとうございます。
皆様の中にすでにあるたくさんの才能の蕾が、美しく花開きますようお祈りしております。

２０１７年４月吉日　　　村山友美

●参考文献

1　リチャード・ガーバー『バイブレーショナル・メディスン』日本教文社　2000年
2　ジョスリン・ゴドウィン『星界の音楽』工作舎　1990年
3　ハズラト・イナーヤト・ハーン『音の神秘』平河出版社 1998年
4　佐々木将人『数霊のメッセージ　内なる神と繋がる生き方』大和出版　1999年
5　ロザリン・L・ブリエール『光の輪　オーラの神秘と聖なる癒し』太陽出版　1998年
6　バーバラ・アン・ブレナン『光の手（上）（下）』河出書房新社　1995年
7　アリス・ベイリー『秘教治療（上）（下）』AABライブラリー　2014年
8　ブレンダ・デーヴィス『チャクラ・ヒーリング』徳間書店　2005年
9　S・ケルシュ『音楽と脳科学：音楽の脳内過程の理解をめざして』北大路書房　2016年
10　J・ガバットジン『マインドフルネス低減法』北大路書房　2007年
11　バンテ・H・グナラタナ『マインドフルネス』サンガ　2012年
12　アーノルド・ミンデル『自分さがしの瞑想』地湧社　1997年
13　藤野武彦『脳の疲れをとれば、病気は治る！』PHP研究所　2010年
14　ジョゼフ・ルドゥー『シナプスが人格をつくる　脳細胞から自己の総体へ』みすず書房　2004年
15　ドロシィ・ミール、レイモンド・マクドナルド『音楽的コミュニケーション：心理・教育・文化・

脳と臨床からのアプローチ』誠信書房　２０１２年

16　宗廣素徳『舌は下でなく上に　〝舌の吸盤化〟で、あなたの脳力・人生が開花する！』文芸社　２０１１年

17　M・リカール　A・ルッツ　R・J・デビッドソン「瞑想の脳科学」日経サイエンス２０１５年１月号

18　角田忠信「人の脳の非対称性と脳幹センサーの意義」京都大学学術情報リポジトリ　物性研究　２００５年　84（2）

19　有田秀穂「丹田呼吸法は前部前頭前野とセロトニン神経を活性化する」臨床神経学52巻11号　２０１２年

20　大木研一　松井鉄平共著「脳の神経活動の空間パターンは脳血流のパターンに写し取られる～安静時脳活動の詳細な時空間構造を神経発火と脳血流の両面から解明～」日本医療研究開発機構　２０１６年

21　川村光毅「音楽の進化と脳科学　情動と音楽の起源　情動の進化と脳機能」生存科学20巻　２０１０年

22　佐藤正之「感情的処理と知的処理の脳内機構　音楽の脳内処理　音色認知と偏桃体」高次脳機能研究25巻　２００５年

23　渡辺孝光「音楽想起の神経関連　希薄な側頭葉検体を用いた事象関連 fMRI 研究」

24　Ruby T. Nadler, Rahel Rabi, John Paul Minda “Better Mood and Better Performance: Learning Rule Described Categories Is Enhanced by Positive Mood” Western University Electronic Thesis

25 Anita Collins “How playing an instrument benefits your brain” 2014 ted

26 Dian Land “Study shows compassion meditation changes the brain” 2008 March University of Wisconsin-Madison

27 A Mooventhan, Vitthal Khode “Effect of Bharamari pranayama and OM chanting on pulmonary function in healthy individuals:A prospective randomized control trial” Int J Yoga 2014

28 Sanjay Kumar,HR Nagendra,NK Manjunath,Shirley Telles “Meditation on OM:Relevance from ancient texts and contemporary science” Int J Yoga 2010

29 Lewis Tanya “A Harvard psychiatrist says 3 things are the secret to real happiness” Business Insider 2015

30 Lykken David and Auke Tellegen “Happiness is a stochastic phenomenon” Psychological Science7 1996

31 Krasner Michael S “Association of an educational program in mindful communication with burnout,empathy and attutudes among primary care physicians” The Journal of the American Medical Associaion 302.12, 2009

32 Raichle Marcus E “The brain's dark energy” Scientific American 302,3 2010

33 Tang Yi-Yuan, et al. “Central and autonomic nervous system interaction is altered by short-term meditation” Proceedings of the National Accademy of Sciences 106.22 2009

【著者プロフィール】
村山 友美（むらやま・ともみ）

サウンドヴォイス・セラピスト
空間音楽プロデューサー
声分析士
経営学博士
一般社団法人日本サウンドハート協会　代表理事

幼少期からピアノ・琴・木琴を習い音楽に自然に親しむ。

駒澤大学大学院に通いながら、音楽好きがこうじて、シンガー・DJとして日本・海外で活動。ロンドンの老舗JazzClub Ronnie Scott'sでもDJをし、日本人らしからぬ選曲と高いセンスで観客を魅了した。


声・音や波動の研究を重ね、サウンドヴォイス・ヒーリングを開発。

声・音楽・70本近い音叉・惑星ハンドチャイム・琴・クリスタルボウルなど、様々な楽器を使いながら、60兆の細胞に音のエネルギーを届け日頃使いすぎている脳をシータ波に変えていき、心身のバランスを整えていく。

実現力が高まりひらめきが増えた、本当の自分に出会えたとの声が多く、94.6%の人がリピートする人気セッションになっている。

さらに、経営と音楽と波動を組み合わせた空間音楽プロデュースを開発。

“音楽”だけで空間エネルギーを劇的に改善し、人と場のコンディションを整える空間音楽プロデューサーとして活動。セミナーや病院やサロンなど波動を考慮した至高のＢＧＭ提案を行っている。

音や声の力を実際に気軽に体感できる音の魔法・声の魔法のワークショップも満足度90.2%と人気を博している。

現在は、東京と沖縄を拠点に活動中。

著書に『あなたの声と音が、すべてを浄化する』『聴くだけで「引き寄せ」が起こるCDブック』（ともにフォレスト出版）がある。

ホームページ　http://murayamatomomi.com
Facebook https://www.facebook.com/kuukanongaku
アメブロ　http://ameblo.jp/learn-compilation
Instagram https://instagram.com/tomomi.murayama
Twitter https://twitter.com/TOMO_Learn

title: Bright lights
composed by Nicolas « Nico » Michel
arranged by Eric Renwart
guitar by Eric Renwart
tuning percussions by Tomomi Murayama
mix and mastering by Eric Renwart

title: Awakening, Om meditation
composed and mixed by Nicolas « Nico » Michel
sitar by Nicolas Mortelmans
tuning percussions by Tomomi Murayama
vocals by Laura Crowe
mastering by Eric Renwart
recorded in 432 hz
http://www.enikaom.wix.com/enikaomusic

artist：Sachiho Kadota
title: Jump In The Air

artist: Kazuyo Kuriya
title: Bed_Meditation
title: Mercury_Betrograde_Meditation
http://kazuyomusic.com/info/

Oliver Lyu;, Shutterstock Inc
Eternity Bro;, Shutterstock Inc
Sirus Music;, Shutterstock Inc
Peter Nickalls;, Shutterstock Inc
Big Score Audio;, Shutterstock Inc

mastering by Tomoyuki Harada

心身を浄化し、幸せを引き寄せる音瞑想CDブック

2017年4月16日　　初版発行

著　者　村山　友美
発行者　太田　宏
発行所　フォレスト出版株式会社
〒162-0824 東京都新宿区揚場町2-18　白宝ビル5F
電話　03-5229-5750（営業）
　　　03-5229-5757（編集）
URL　http://www.forestpub.co.jp

印刷・製本　日経印刷株式会社

© Tomomi Murayama 2017
ISBN978-4-89451-754-7　Printed in Japan
乱丁・落丁本はお取り替えいたします。

限定無料特典

歩行音瞑想

音源プレゼント

音声ファイル

本書をご購入いただきありがとうございます。
本書付属のCDに収められなかった「歩行音瞑想の音源」をプレゼント致します。

- **歩行音瞑想のやり方**
- **ゆっくり歩く音瞑想**
- **速く歩く音瞑想**

この3つの音声ファイルになっています。
歩きながらできる音瞑想で、脳がクリアになり、思考力が高まります。
ぜひ、下記 URL より、ダウンロードしてみてください。

この無料プレゼントを入手するには
コチラへアクセスしてください。

http://frstp.jp/otomeisou-pre

※無料プレゼントはサイト上で公開するものであり、CD･DVD･冊子などをお送りするものではありません。
※上記無料プレゼントのご提供は予告なく終了となる場合がございます。予めご了承ください。